Alt · Weiss (Hrsg.)   Im Leben bleiben

Dieter Alt · Georg Weiss (Hrsg.)

Im Leben bleiben

Psychosoziale Aspekte der Nachsorge brustkrebskranker Frauen

Mit 13 farbigen Abbildungen

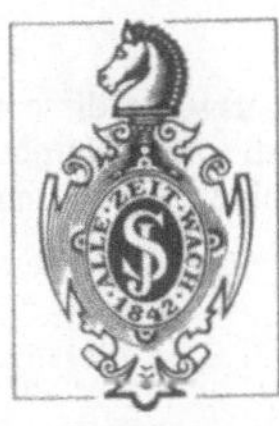

Springer-Verlag
Berlin Heidelberg New York
London Paris Tokyo
Hong Kong Barcelona
Budapest

Herausgeber:

Dr. rer. nat. Dieter Alt
Leiter der Gruppe Onkologie/Endokrinologie
ZENECA
Postfach 20 80
68721 Schwetzingen

Dr. med. Georg Weiss
Berater über und mit Selbsthilfegruppen
Unteres Kirchfeld 45
68259 Mannheim

Umschlagbild und Abbildungen:

Aquarelle von Ingeborg Haag
aus der ZENECA-Reihe
„Kunst und Krankheit", 1984

Mit diesem Buch wird die Frauenselbsthilfe
nach Krebs e.V. unterstützt.

ISBN-13: 978-3-540-53391-7   e-ISBN-13: 978-3-642-76251-2
DOI: 10.1007/978-3-642-76251-2

CIP-Titelaufnahme der Deutschen Bibliothek
Im Leben bleiben : psychosoziale Aspekte der Nachsorge brustkrebskranker Frauen / Dieter Alt ;
Georg Weiss (Hrsg.). – Berlin ; Heidelberg ; New York ; London ; Paris ; Tokyo ; Hong Kong ;
Barcelona ; Budapest : Springer, 1991

NE: Alt, Dieter [Hrsg.]

Redaktionelle Bearbeitung: Jutta Alt, Alwin Katzenberger

26/3145-54321 – Gedruckt auf säurefreiem Papier

Inhaltsverzeichnis

Vorwort

„Drei Dinge machen die Medizin: die Krankheit, der Kranke und der Arzt.
Alle Heilkunde aber ist vergebens, wenn der Kranke nicht mitwirkt mit seinem Arzt.
Der Arzt muß nicht nur selbst bereit sein, das Erforderliche zu tun, sondern auch der Kranke, seine Umgebung und die äußeren Umstände müssen dazu beitragen."
(Hippokrates Aphorismen)

Mit diesem Buch wollen wir gemeinsam mit den Autoren einen Beitrag zum besseren Verständnis der psychosozialen Komponente von Krebserkrankungen, insbesondere bei Frauen mit Brustkrebs, leisten.

Häufig beklagen Krebspatienten die Sprachlosigkeit ihrer Umwelt und das Alleingelassensein mit der Angst. Sie empfinden, daß im Rahmen der medizinischen Versorgung das Gespräch über ihre Probleme im Umgang mit der Krankheit Krebs zu kurz kommt.

Ärzte wiederum sind aufgrund ihrer medizinischen Fachausbildung primär auf die Therapie ausgerichtet und müssen oft erst das Gespräch mit Krebskranken im Verlauf ihrer ärztlichen Tätigkeit erlernen.

So ist Krebs auch ein Kommunikationsproblem zwischen den Beteiligten.

In dem Bemühen um eine gemeinsame, ganzheitliche Behandlung des Krebskranken, in welcher der Patient eine gleichberechtigte Rolle spielt, haben sich neue Formen der Zusammenarbeit von Patienten und Angehörigen mit Ärzten in Klinik und Praxis, Schwestern, Pflegern und psychosozial arbeitenden Helfern, Psychologen, Sozialarbeitern und Seelsorgern entwickelt.

Unsere Mithilfe bei der Intensivierung dieser Zusammenarbeit aller an der onkologischen Behandlung Beteiligten begann 1985 in Ascona auf dem Monte Verita mit dem Modell *„Miteinander reden. Brustkrebskranke Frauen sprechen mit Experten."*.

Das Ergebnis dieser offenen Gespräche zwischen brustkrebskranken Frauen aus Selbsthilfegruppen und Experten der o. g. Fachdisziplinen steht Interessierten als gleichnamiges

Buch im Springer Verlag und als Videoaufzeichnung für die ärztliche Fortbildung bei ICI Pharma zur Verfügung.

Die Ergebnisse dieser Gespräche von Ascona kamen inzwischen über fünf Jahre zum Einsatz und fanden ein lebhaftes Interesse. Wir, die Herausgeber, nahmen selbst aktiv an zahlreichen Veranstaltungen in Tumorzentren, Kliniken, onkologischen Arbeitskreisen, an Pressekonferenzen und an Veranstaltungen „Europa gegen den Krebs" in Zusammenarbeit mit dem Hartmannbund als Vortragende oder Diskussionsredner teil.

Oft konnten wir erleben, daß bei diesen Treffen zwischen Ärzten aus Klinik und Praxis und anderen Helfern erstmals eine persönliche Beziehung zueinander und zu den betroffenen Frauen zustande kam. Das war der Beginn einer Beziehungsmedizin, wie sie Gallmeier und Kappauf in ihrem Beitrag „Brauchen wir ein erweitertes Denken in der Nachsorge?" darstellen. In dieser Beziehungsmedizin wird der Arzt zum beziehungsfähigen Begleiter der Kranken und Angehörigen, zu einem Teil eines sehr komplexen Systems von Beziehungen.

Dabei kommt es darauf an, das Gesprächsangebot des Krebskranken zu erkennen, ernst zu nehmen und darauf eine beziehungsfähige Begleitung aufzubauen, die während der gesamten Nachsorge Bestand hat und auch die Sterbebegleitung mit einbeziehen kann.

Wir gaben dem Buch den Titel *„Im Leben bleiben"*, weil es nicht darum geht, „einen Menschen mit allen Mitteln am Leben zu halten, sondern *im* Leben zu halten", wie es Nagel 1979 formuliert hat. Auch Sellschopp weist darauf hin, wie nötig es ist, den Kranken nicht nur am, sondern auch im Leben zu halten, und zwar mit dem Wissen um die Krankheit Krebs und einer dadurch dauerhaft veränderten seelischen und sozialen Realität. Die Beiträge sollen bewußt machen, daß das Leben mit Krebs weitergeht – aber anders.

Die Nachsorge im Sinne einer Betreuung zum Leben mit Krebs ist die alltägliche Aufgabe aller an der Begleitung Beteiligter. Dabei wird der Patient als Partner auch in Entscheidungen über notwendige Therapieschritte einbezogen; mit dem Ziel, Überbehandlung und Überdiagnostik zu vermeiden und mehr der individuellen Lebensqualität des Patienten gerecht zu werden. Schmerzen und Behinderungen werden in einen Lebensstil integriert, der lebbar und sinnvoll ist. Menschliche

Gespräche mit Gleichbetroffenen, z. B. in Selbsthilfegruppen, können hierbei von Nutzen sein. In Selbsthilfegruppen, wie etwa die Frauenselbsthilfe nach Krebs, die sich besonders um die Zusammenarbeit mit Ärzten bemühen, gilt es, mit mehr Mut Brücken zu bauen.

Die Betreuung des Krebskranken kann aber auch bis zum Tode notwendig sein. Die Sterbebegleitung bedeutet eine andere Phase der Lebenshilfe. „Auf jedes Leben folgt einmal der Tod, und ein echtes wertvolles Leben ist nur möglich, wenn es gelingt, den Tod in das Leben zu integrieren", formuliert Raes, ein selbst an Krebs erkrankter Arzt für Allgemeinmedizin.

Die langjährigen Erfahrungen der Autoren dieses Buches vermitteln Denkanstöße und leisten Hilfestellung

- für Ärzte und alle anderen beruflichen Helfer in der Krebsbehandlung
- für Krebskranke und ihre Angehörigen

auf der Suche nach dem eigenen Weg zu einer ehrlichen, offenen Kommunikation und einem vertrauensvollen Miteinander bei der Krebsbewältigung.

DIETER ALT
GEORG WEISS

Literatur

Hippokrates, Die Werke des Hippokrates. Die hippokratische Schriftensammlung in neuer deutscher Übersetzung, Hrsg.: R. Kapferer et al., Hippokrates Verlag, 1934

Nagel, G. A., Den Patienten im Leben halten. Die Verantwortung des Arztes, Antrittsvorlesung, Signal Heft 4/87

Raes, A., Betreuung des Krebspatienten zum Leben oder zum Tode?, Allgemeinmedizin 1986, 15, S. 37–40, Springer Verlag

Sellschopp, A., Die gegenwärtige Lage der Psychoonkologie, Jahrbuch der medizinischen Psychologie 3 Psychosoziale Onkologie, Hrsg.: Verres, R., Hasenbring, M., Springer Verlag

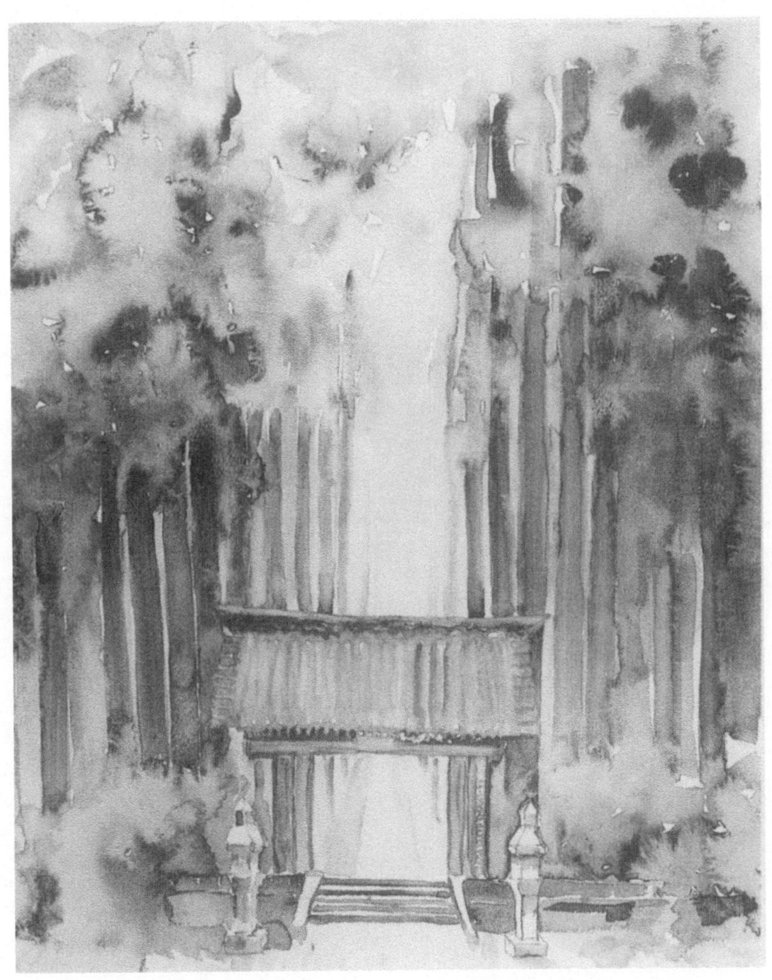

Noch niemals in der Geschichte wurde mehr für Kranke getan, mehr Geld zur Behandlung und Bekämpfung von Krankheiten eingesetzt und mehr Kraft und Energie in die Sorge um kranke Menschen eingebracht. Noch nie aber war auch das Unbehagen, die Unzufriedenheit mit der Medizin größer als jetzt. Die Frage liegt also nahe: Braucht die Medizin eine Erweiterung oder Ergänzung? Ich möchte versuchen, eine Antwort für das Thema Nachsorge zu finden: Brauchen wir ein erweitertes Denken in der Nachsorge?

Der Begriff „Nachsorge" wird derzeit in der Onkologie allgemein für alle diagnostischen und therapeutischen Maßnahmen nach einer Primärbehandlung verwendet. Indirekt wird hier durch die Wortwahl ausgedrückt, der Hauptteil der therapeutischen Betreuung sei geleistet, nunmehr handle es sich lediglich noch um abschließende, vorsorgliche oder rehabilitative Maßnahmen. Dies trifft aber bei einer Vielzahl bösartiger Erkrankungen nicht zu, bei denen auch heute primär oder bei einem Rezidiv keine kurativen Behandlungsmöglichkeiten bestehen, auch wenn der Kranke lange und gut mit ihnen leben kann. Diese Krebserkrankungen haben damit alle Eigenschaften eines chronischen Leidens, und die Kranken bedürfen medizinischer Betreuung und ärztlicher Begleitung Zeit ihres Lebens. Diese palliative therapeutische Begleitung ist hier medizinische „Hauptsorge" und keineswegs nachgeordnet. Genausowenig werden „Vorsorge"maßnahmen wie adjuvante Therapien und Früherkennungsuntersuchungen von Rezidiven oder Diagnostik und Therapie von körperlichen und psychosozialen Folgestörungen mit „Nachsorge" inhaltlich richtig charakterisiert.

Da in der Onkologie die suggerierte Abgrenzung „Vorsorge – Therapie – Nachsorge" nur in Ausnahmefällen gegeben ist, sollte u. E. der Begriff „Nachsorge" ganz verlassen und statt dessen von „medizinischer Weiterbetreuung" gesprochen werden. In diesem Sinne und mit diesen Vorbehalten wird hier von Nachsorge gesprochen.

Nachsorgemaßnahmen waren noch nie so präzise formuliert und so gut umgesetzt wie jetzt, und doch: Unsicherheit, Hilflosigkeit und Angst der Menschen nach einer Krebserkrankung oder mit einer Krebskrankheit haben nicht abgenommen. Die Zahl verzweifelt lebender und angstvoll kämpfender Betroffener und ihrer Angehörigen erscheint gleich groß. Wir brauchen also ein erweitertes Denken in der Nachsorge. Es betrifft Ärzte, Kranke und Angehörige in gleicher Weise. Mit diesen Ausführungen möchte ich meinen Beitrag vom Krebsnachsorgekongreß 1980 weiterführen und ihn mit meinen vier Thesen zur Erweiterung der Medizin begründen (Gallmeier 1981 b):

1) Nachsorge ist realistische Medizin (Nachsorge nach Maß) – sie muß nachweisbar nützen, d. h. Übertherapie und Überdiagnostik vermeiden. Der Arzt ist Begleiter, selten Heiler.
2) Nachsorge ist Beziehungsmedizin, in der Betroffene, die Angehörigen, der Arzt und alle Helfer eine persönliche Beziehung zueinander aufnehmen.
3) Nachsorge ist anthropologische Medizin, in der die Krankheitsvorstellung (Krankheitsparadigma) von Defekt und Reparatur zugunsten einer ganzheitlichen Betrachtung verlassen wird.
4) Nachsorge kann ein Weg sein in die transzendente Dimension.

Realistische Medizin – Nachsorge nach Maß

Die Grundlage für erweitertes Denken in der Nachsorge ist die naturwissenschaftlich begründete Medizin. Dabei muß jede Nachsorgemaßnahme der Frage standhalten: Nützt dies dem Betroffenen? Versäume ich etwas, wenn diese Maßnahme unterbleibt? Nachsorge nach Maß ist Ausdruck einer realistischen Medizin. Kranke, Angehörige und Arzt erfahren miteinander, daß entgegen den Erfahrungen in anderen Bereichen des Lebens „viel" nicht besser ist als „wenig", daß nicht alles machbar ist, was gewünscht wird, und daß es keine Garantie für Unversehrtheit und langes Leben gibt, auch wenn viel getan wird. Und es besteht auch kein Grundrecht darauf.

Ein Beispiel: Wir untersuchten 495 Patientinnen mit Mammakarzinom regelmäßig mit einem Lebersonogramm zur Diagnose von eventuellen Lebermetastasen. 62 Patientinnen entwickelten Lebermetastasen, die in 60 Fällen mit Hilfe des Sonogramms entdeckt wurden. Bei 12 Patientinnen war die Diagnose nur im Sonogramm zu stellen, 10 dieser 12 Patientinnen hatten aber gleichzeitig Metastasen an anderer Stelle. Nur in 2 von 495 Fällen wurde mit Hilfe des Ultraschalls die Diagnose Lebermetastasen möglich, die sonst nicht gestellt worden wäre. Es ist bekannt, daß eine Frühdiagnose von Lebermetastasen keinen Einfluß auf Überlebenszeit oder Qualität des Überlebens beim Mammakarzinom hat. Mithin ist die routinemäßige Sonographie der Leber beim Mammakarzinom entbehrlich; sie ist nicht notwendig, auch wenn sie bei gezielten Fragestellungen eingesetzt werden muß.

Ähnliches gilt z. B. für das Knochenszintigramm bei beschwerdefreien Kranken mit Mammakarzinom: kein Vorteil, daher entbehrlich, nicht nützlich (nicht zu verwechseln mit der Situation, in der Beschwerden die Sicherung oder den Ausschluß von Knochenmetastasen erfordern).

Tumormarkeruntersuchungen stellen heute vielfach einen Schwerpunkt von Nachsorgeuntersuchungen dar. Sie sind nur dann indiziert, wenn der betreffende Marker vor der ersten Behandlung hoch war und in der Lage ist, ein Rezidiv anzuzeigen, und nur dann, wenn die Frühdiagnose dieses Rückfalls für den Kranken nützlich ist. β-HCG oder AFP beim Hodentumor des Mannes wäre hierfür ein Beispiel. In den meisten Fällen hat die Bestimmung von Tumormarkern aber nur die unselige Folge, daß unzählige Kranke fasziniert und gebannt auf die Werte blicken und bei den geringsten, unwesentlichen Schwankungen in Angst und Schrecken versetzt werden. Der Tumormarker wird zum Barometer der Angst. Der unsinnige Verlust an Lebensqualität allein durch die Bestimmung von Tumormarkern geht ins Unermeßliche. Die überflüssigen, sehr hohen Kosten kommen hinzu.

Nach einer erfolgreichen Krebsbehandlung und der Mitteilung *„Sie sind gesund"* beobachten wir bei Krebskranken analoge Verhaltensmuster, wie wir sie nach der Diagnosemitteilung kennen: von Nichtwahrhabenwollen, Feilschen *(„wenn in 3 Jahren noch alles in Ordnung ist, dann ...")*, depressiven Reaktionen *(„warum habe ich überlebt und meine Mitpatienten nicht?")* bis zur vorsichtigen Akzeptanz. *„Unser jetziges Problem ist, daß wir gesund sind"* formulierte in identifikatorischer Weise im gemeinsamen Gespräch nach einer unauffälligen Kontrolluntersuchung die Ehefrau eines Patienten, der sich wegen einer hochmalignen Lymphomerkrankung einer intensiven Chemotherapie und Strahlentherapie unterzogen hatte. *„Während der Behandlung hörten wir von anderen Patienten, daß nach dem Ende der Therapie eine Last abfallen würde, aber für uns hängt sie jetzt über uns."* Beide erzählen dann sehr betroffen von Mitpatienten, die inzwischen an Rezidiven verstorben seien. *„Die waren gesünder als ich jetzt"*, so die Patientin mit Tränen in den Augen.

Diese Erkenntnisse führen nicht zu einer nihilistischen Auffassung gegenüber den Nachsorgebemühungen. Nachsorge ist notwendig und führt zu einer erhöhten medizinischen Sicherheit, wenn Anamnese, insbesondere das Erfragen typischer Beschwerden, und körperlicher Befund mit größerer Sorgfalt erhoben werden. 80–90% aller Rezidive werden so erfaßt und dann mit apparativen Methoden gesichert. Der persönliche Arzt-Patienten-Kontakt im Rahmen der Nachsorgeprogramme ist daher auch medizinisch wichtig, denn häufig werden Symptome aus Angst unterdrückt und kommen erst im eingehenden Gespräch mit dem Arzt zum Ausdruck. Überflüssige Diagnostik erschwert diesen Kontakt zwischen Arzt und Patient, der sich ja dann überwiegend an den Untersuchungsplätzen aufhält. So ist die „Dosierung" von Nachsorgemaßnahmen auch eine Frage der Lebensqualität. Aber auch normale Untersuchungsergebnisse machen noch keinen unbeschwerten Patienten.

Erweitertes Denken in der Nachsorge erfordert aber, auch die Effektivität der weithin praktizierten Standardprogramme ständig zu evaluieren. Dies wird gerade jetzt möglich, nachdem die Nachsorge gut organisiert und standardisiert durchgeführt wird.

Neues Denken heißt also: Nachsorge nach Maß mit der Frage: „Nützt diese Maßnahme dem Kranken? Versäumt er etwas, wenn die Maßnahme unterbleibt?" Erweitertes Denken in der Nachsorge heißt auch: Kranke und Ärzte erkennen, daß ein Mehr an Diagnostik nicht notwendigerweise ein Vorteil für den Kranken ist. Der Ruf „Tun Sie alles" ist um so gefährlicher, je größer unser Arsenal an moderner diagnostischer Technologie wird. Neues Denken in der Nachsorge bedeutet hier für den Kranken und seine Angehörigen, von utopischen Wünschen abzulassen. So führt bereits die realistische Medizin, die Nachsorge nach Maß, zu einer besseren Lebensqualität der Betroffenen. Den Ärzten erleichtert sie, an die Stelle eines überhöhten Selbstverständnisses eine neue Bescheidenheit zu setzen.

Beziehungsmedizin

In der realistischen Medizin erkennt der Arzt seine Grenzen. Er wird zum Begleiter des Kranken. Dies wird erst möglich, wenn Nachsorge zur Beziehungsmedizin wird. Die zweite These lautet: Nachsorge ist Beziehungsmedizin, d.h. der Umgang von Menschen mit Menschen. Der Arzt verläßt die Position des vermeintlich distanzierten Beobachters und Machers und übernimmt seine Rolle im Gesamtgeschehen um den Kranken. Ganz bewußt gibt er seine Vormachtstellung auf und verzichtet auf die Illusion der Kontrolle und Autonomie gegenüber Kranken und Krankheit. Ob er es will oder nicht, ob er es erkennt oder nicht: er ist Teil eines sehr komplexen Systems von Beziehungen, in dem er seine Rolle übernimmt, ebenso wie der Kranke, dessen Familie, dessen soziales Umfeld oder auch alle die anderen Helfer in der Praxis oder im Krankenhaus.

Ein Beispiel für Beziehungsmedizin in der Nachsorge:

Eine mir seit langem bekannte Patientin rief in höchster Aufregung im Sekretariat an, in Tränen und voller Panik. Meine Sekretärin, auch in höchster Aufregung, holte mich aus der Visite. Auch ich ließ mich beeindrucken, ein sofortiger Termin wurde vereinbart. Es erschien die ansonsten sehr rationale und burschikose Patientin; sie war vor Jahren an einem Mammakarzinom operiert worden. Ihr erster Satz war: ,,Ich habe einen Tumor im Hals und psychisch ist das niemals.'' Ihr Mann bestätigte, das Psychische sei auszuschließen. Das Gespräch ergab nichts Besonderes: sie lebe und arbeite normal, ihre Familie sei glücklich, seit einigen Tagen allerdings sei sie schlaflos. Bei der körperlichen Untersuchung sowie in den Laboruntersuchungen und Röntgenaufnahmen fand sich nichts Pathologisches. Die mir mühsam abgerungene CT-Untersuchung ergab normale Befunde. Ich führte ein abschließendes, wie ich meinte, beruhigendes Gespräch zusammen mit dem Ehemann. Im Moment des Abschieds noch einmal ein verlängerter Händedruck, eine Berührung der Schultern und die Bemerkung von mir: ,,Ich weiß schon, wie schwer Sie es immer noch haben!'' Die Klinke in der Hand, sagte sie: ,,Jetzt bin ich also die letzte.'' Vier Leidensgenossinnen waren es, die vor 6 Jahren operiert worden waren; vor 2 Tagen nun wurde die letzte von ihnen beerdigt. Ein ausführliches Gespräch unter Tränen zeigte nun die ungeheuren Ängste der letzten Jahre und die Panik jetzt. Dann war es vorbei. Zwei Wochen später erhielt ich eine Postkarte der Familie von einem Urlaub aus Korfu.

Was war geschehen? Naturwissenschaftlich nichts. Die objektive Betrachterrolle hat den Arzt nicht weitergebracht. Erst als er eine ganz persönliche Beziehung zur Patientin aufgenommen hatte, trat das Leid zutage: eine therapeutische Begegnung wurde möglich. Erst das subjektive Verhalten des Arztes, seine Empathie, eine Berührung und die menschliche Nähe öffneten für Arzt und Kranken das Problem und ließen die Lösung zu.

Angst war das Problem in diesem Fall; Angst ist das wichtigste Beziehungsproblem der gesamten Nachsorge. Ein weiteres Beispiel:

Eine junge, sehr differenzierte Lehrerin mit Mammakarzinom wollte unbedingt mit mir über Ernährungsprobleme und Zusatztherapien sprechen. Sie stand bei einem kompetenten und zugewandten Arzt in Betreuung. Medizinisch war alles unproblematisch, man verstand sich auch gut. Die Familien pflegten sogar private Kontakte. Also eine scheinbar ideale Konstellation für eine Nachsorge im Sinne der Beziehungsmedizin. Auf der Fahrt zu mir war sie schweigsam und depressiv gewesen, genau wie bei den Besuchen bei ihrem Arzt zuhause; so im Nachhinein ihr Begleiter zu mir. Das Gespräch bei mir war lebhaft. Wir gingen zunächst rein medizinische Fragen durch, später kam es dann zu Diskussionen über Ernährung, Abwehrkräfte, Zusatztherapien. Sie ließ mich gar nicht zu Wort kommen – zum Erstaunen ihres Begleiters, der an dem Gespräch teilnahm. Bis ich sie unterbrach und fragte: „Worüber wollen Sie wirklich sprechen, haben Sie Angst?" Diese Frage war wie das Öffnen einer Tür, die Spannung nahm ab, Tränen flossen, und die Patientin berichtete über ihre Angstträume, über Furcht vor dem Tod, Angst vor Schmerzen. Sie fürchtete, daß sie ihr behindertes Kind allzu früh werde alleinlassen müssen. Diese Last trug sie ganz allein. Ihrem Arzt könne sie dies nicht sagen, der sei doch immer so freundlich zu ihr, und ihren Mann wolle sie nicht belasten. Der hätte noch nicht einmal Zeit gehabt, bei diesem Gespräch dabei zu sein. Ich dachte mir, auch er hat diese Angst und vereinbarte ein Familiengespräch bei uns. Später berichtete mir der Begleiter, sie sei nach dem Gespräch wie ausgewechselt gewesen, hätte im Auto erzählt und Pläne gemacht für die Zukunft. Die Betreuung bezog sich nur auf das vordergründig Technische, das sicherlich gut gemanagt wurde. Das Programm wurde korrekt eingehalten, die Untersuchungen kompetent durchgeführt. „Es" war immer alles in Ordnung. Aber die entscheidende Frage: Wie leben Sie, wie normal ist Ihr Leben? wurde nicht gestellt. Die Brücke der Beziehungsmedizin wurde nicht gebaut.

Ein anderes Beispiel:

Einer 50jährigen Apothekerin mit einem Lymphom wurde gesagt: Eine Therapie ist derzeit nicht erforderlich, die Krankheit ist unter Kontrolle, sie ist chronisch. Nach 2 Monaten erneuter Besuch: Mir geht es gut, ich war im Urlaub, ich mache unseren Garten allein, die Familie steht zu mir. Es ist alles in Ordnung. Und dennoch erschien sie mir bekümmert, fast verzagt. Ein „aber" wurde gesagt und wieder verschluckt. Ich fragte: „Was aber?" Und dann kam wieder die Angst, diesmal unter dem Bild des Damoklesschwertes. Wie geht es weiter, wie lange geht es gut?

Angst ist überall in der Nachsorge: Ein falscher Blick beim Lesen der Befunde, eine stockende Bewegung des Arztes beim Ultraschall, ein verschlossener Umschlag an den Hausarzt, völlig harmlose Schwankungen der Tumormarkerwerte. Angst, Tage vor der Kontrolluntersuchung, fast Panik bei der Untersuchung bis zur Mitteilung der Befunde, die als Erlösung hingenommen werden. Dann die nächste

Zeit Erleichterung, und ein gutes Leben, bis der Termin der Nachsorgeuntersuchung ambulant oder in einer Nachsorgeeinrichtung sich wieder nähert. Diese Angst droht bei vielen Kranken, die Nachsorge ins Gegenteil zu verkehren.

Häufig tun wir Ärzte die Angst der Betroffenen ab: *„Sie brauchen keine Angst zu haben."* Der Betroffene fühlt sich nicht ernstgenommen, nicht verstanden. Der Arzt wehrt seine eigene Angst ab, die ihn bei der Betreuung unheilbar Kranker befällt. Es ist die Angst vor therapeutischer Ohnmacht, vor der eigenen Hilflosigkeit als Helfer, auch die Angst vor dem eigenen sicheren Sterben. Patienten erspüren diese Angst sehr fein, sie „schonen" dann häufig den Arzt, indem sie angstbesetzte Themen vermeiden, wenn diese dem Arzt Probleme machen könnten. *„Ich bin gespannt, ob mir die Frau Doktor sagen traut, daß ich Lebermetastasen habe",* sagte eine unserer jungen Patientinnen mit Mammakarzinom zur Ambulanzschwester, als sie nach der Ultraschalluntersuchung zur Untersuchung und zum Gespräch zur Ambulanzärztin ging. Eine andere Patientin rief nach einer Computertomographie, die den Rezidivverdacht bestätigt hatte, ihre Hausärztin an: *„Frau Doktor, Sie brauchen keine Angst haben, ich weiß es schon."*

„Ich verstehe, daß Sie Angst haben" ist der Weg zu einer Beziehung, die weiterführt. Angst zulassen: der Betroffene will sagen, wovor er Angst hat; häufig kommt es zu Erinnerungen an den Tod von Mutter oder Vater, manchmal von Freunden oder Bekannten. Oft ist es allgemein die Existenzangst, Furcht vor dem eigenen Tod. Seltsamerweise sind es nicht selten die Gedanken an die Umstände eines Sterbens, die den Betroffenen quälen, auch dann, wenn er im Rahmen einer Nachsorgeuntersuchung medizinisch für gesund erklärt wird. Die Angst vor Krankheit, vor Metastasen, wird schließlich größer als das Problem der Metastasen selbst. Angst vor Kontrollen mindert die Lebensqualität der Betroffenen, auch dann, wenn sie medizinisch gesund sind. Hier ist ein erweitertes Denken nötig. Nur unter dem Ansatz der Beziehungsmedizin kann der Arzt helfen.

Es wird also erkennbar, daß die erste These einer Nachsorge nach Maß nur in der zweiten Forderung – Nachsorge als Beziehungsmedizin – praktikabel wird. Dabei haben wir uns zur Regel gemacht, die Familie immer miteinzubeziehen, ob nun wichtige Erkenntnisse vorliegen oder nicht. Auch dies kann, weil es so neu ist, zu Angst führen. Als ich neulich die Ehefrau eines Kranken, bei dem nach einer Nachsorgeuntersuchung nichts Schlimmes vorlag, mit zum Gespräch bat, weil ich sie im Warteraum sitzen sah, erwiderte sie: *„Ist es denn* *wirklich schon so schlimm?"* Das Gespräch war offen und locker, und hinterher haben wir alle drei gelacht und uns in 3 Monaten wieder verabredet, wieder zu dritt.

Erst das Arbeitsbündnis zwischen Kranken, Familie und allen Helfern, die Beziehung zwischen den wichtigen Bezugspersonen, ermöglicht eine Langzeitbetreuung in der Nachsorge, die dem Kranken nützt. Menschliche Nähe zwischen Arzt und Kranken – viel wichtiger noch zwischen Kranken und seiner Familie – wird aufgebaut und gestützt. Hoffnung und Angst werden gemeinsam erlebt und ertragen. Damit kommt es zu einer ganz neuen Dimension des Begriffes Lebensqualität. Erweitertes Denken in der Nachsorge führt also über die realistische Medizin (Nachsorge nach Maß) zur Beziehungsmedizin.

Anthropologische Medizin

Ein erweitertes Denken in der Medizin führt über die Beziehungsmedizin hinaus zum Begriff der anthropologischen Medizin. Sie kann aus zwei Richtungen begründet werden: aus den naturwissenschaftlichen Ergebnissen der neuen Arbeitsrichtung Psychoneuroimmunologie und aus den Gedanken des Arztes Viktor von Weizsäcker. Die Psychoneuroimmunologie wartet mit immer neuen überraschenden, experimentellen Ergebnissen auf und zeigt, daß nicht nur im zwischenmenschlichen Bereich, sondern auch auf der Ebene der Zellen und Organe eines Organismus Kontakte und Wechselwirkungen bestehen. Es hat den Anschein, als stünden alle Zellen und Organe miteinander in unmittelbarer Beziehung. Jede Zelle „weiß" um die anderen und das Ganze, bis in die Emotionen Freude und Leid, die ihrerseits in den Körper wirken. Diese modernen experimentellen Befunde legen eine neue Sicht des Leib-Seele-Problems nahe. Nicht ich habe einen Körper, sondern ich bin mein Körper. Nicht ich habe eine Krankheit, sondern ich bin meine Krankheit. Eben: Ich bin krank.

V. v. Weizsäcker definierte schon 1949 in seiner anthropologischen Medizin den Krankheitsbegriff neu mit den Fragen: Warum gerade jetzt, warum gerade hier, warum gerade so? Krankheit wird erklärt als Ergebnis der Summe äußerer und innerer Einwirkung des bisherigen Lebens. Damit ist Krankheit kein Zufall. Sie gehört zu uns und ist etwas Eigenständiges, untrennbar mit uns Verbundenes. Daher können wir uns nicht von ihr distanzieren. Von Weizsäcker: „Bisher war die Einstellung zum Krankhaften: Weg damit. Ich aber sage: Euere

Einstellung zu Krankheit soll sein: Ja, aber nicht so." Dies bedeutet die Abkehr von der Vorstellung, Krankheit sei ein vermeidbarer, reparaturfähiger technischer Defekt. Nachsorge muß daher den TÜV-Gedanken aufgeben. Leben nach Krankheit oder mit Krankheit wird nicht ausschließlich oder vorwiegend bestimmt vom Ergebnis regelmäßiger TÜV-Untersuchungen. Nachsorge erschöpft sich nicht in der Mitteilung: *„Es ist wieder alles in Ordnung."* Also: Defekte gibt es nicht und damit Schluß des Kontaktes. Nachsorge muß vielmehr den erweiterten Ansatz finden in der einfachen Frage: Wie geht es Ihnen? Wie ist Ihr Leben derzeit? Was bewegt Sie, was hält Sie am Leben? Erweitertes Denken in der Nachsorge stellt alle Befunde in den größeren Zusammenhang: Was ist für den Menschen in dieser ganz speziellen Situation das beste und was will er selbst?

Ein Beispiel:

Ich betreue eine 39jährige Mammakarzinompatientin. Sie wurde operiert, bestrahlt und erhielt eine adjuvante Chemotherapie. Ich kannte sie als strahlende, selbstbewußte Frau. Über die Monate wurde sie einsilbiger, maskenartig verhärmt, ja traurig und melancholisch. Sie gab ihren Beruf als Kosmetikerin auf – „es wurde mir zuviel" –, sie schickte ihren Sohn ins Internat, auch das war ihr über den Kopf gewachsen. Die Mitteilung, alle Befunde seien in Ordnung, interessierte sie nicht mehr. Sie wollte mehr tun, ging zum Heilpraktiker, suchte alternative Kliniken auf, unterzog sich Diätkuren und Fiebertherapien. Ihre Depression erschien unbeherrschbar. Wir führten ein Familiengespräch mit ihr und dem Ehemann und fanden heraus, daß sie vor Jahren gemeinsam eine Schwangerschaftsunterbrechung durchgeführt hatten und daß sie beide die Krankheit nun unter diesem Aspekt sähen.

Nachsorge hatte also hier die ganzheitliche Aufgabe, die von Patientenseite aufgestellten Zusammenhänge zwischen Krankheit und Leben zu besprechen und eine Bewältigung einzuleiten, die Kranke und Angehörige allein leisten müssen.

Eine andere Kranke:

Sie hatte ihrer Meinung nach ein Rezidiv ihres Mammakarzinoms und wollte dennoch ein Studienjahr in Kalifornien verbringen. Auch hier ergab sich die Frage nach dem anthropologischen Gesamtzusammenhang: schwierige Kindheit mit Stiefmutter, früh von zuhause weg, als Studentin geheiratet und Studium abgebrochen, rasch die Geburt einer Tochter, unglückliche Ehe als Hausfrau, nach dem Abitur der Tochter Scheidung, schwierigste finanzielle Verhältnisse, Wiederaufnahme des

Studiums, plötzlicher Unfalltod des einzigen Kindes. Auftreten des Mammakarzinoms, Operation, Bestrahlung, Chemotherapie. Rezidiv, erneute Chemotherapie. Sehr erfolgreiches Studium. Auftreten von Hautmetastasen. Auslandsstipendium als einzige von vielen Bewerbern. Die Ärzte hatten sie durchuntersucht, wollten die Hautmetastasen, die seit Monaten konstant waren, operieren und bestrahlen und fanden noch zusätzlich Knochenmetastasen: USA-Studium außerhalb jeder Diskussion.

Wir gingen das Problem von zwei Seiten an. Medizinisch: Intensive Maßnahmen waren für die Patientin ohne Vorteil. Eine nebenwirkungsfreie Hormontherapie reichte u. E. aus. Anthropologisch: Wie wichtig war ihr dieses USA-Semester? Es war die Bestätigung aller ihrer bisherigen Mühen, die Erfüllung eines Lebenswunsches, der Inhalt ihres jetzigen Lebens. Trotz Verbotes ihrer bisherigen Ärzte unterstützten wir ihre Pläne. Sie waren medizinisch machbar und ganzheitlich gesehen notwendig, auch wenn sie in kein Schema paßten. In den Vordergrund trat die Frage: Was ist für dieses Leben auf Zeit wichtig? (Was nichts mit der defätistischen Bemerkung zu tun hat: ,,Gönnen Sie sich noch rasch eine Weltreise.") Die Patientin reiste, wir sahen sie nach einem Jahr, die Metastasen waren gleich geblieben. Ihre Erlebnisse und Erfolge waren für sie überwältigend. Das Leben ist wieder sinnvoll für sie geworden – obwohl die Krankheit immer vorhanden war. Also: Ein anderes Leben mit Krankheit.

Nachsorge aus anthropologischer Sicht führt zu Entscheidungen, die auf die ganz individuelle Schicksalskonstellation des betroffenen Menschen eingehen. Arzt und Kranke versuchen gemeinsam zu verstehen, was vor sich geht, und herauszufinden, was für den Betroffenen an dieser ganz speziellen Stelle seines Lebens wichtig und medizinisch vertretbar ist. Dies bedeutet die Abkehr von Kochbuchentscheidungen. Das Schlagwort von Lebensqualität erhält eine erweiterte Bedeutung.

Transzendente Dimension in der Nachsorge

Nachsorge bedeutet für die Betroffenen meist jahrelange Beschäftigung mit Krankheit oder dem Gedanken an Krankheit. Fragen nach dem Sinn oder der Botschaft einer Krankheit für die Menschen bleiben nicht aus. Nachsorge kann den Raum für diese Sinnfragen eröffnen. Antworten stehen dem Arzt nicht zu, auch wenn er sie zu wissen glaubt. Gerade in der Nachsorge hat der Betroffene die Freiheit, diese Fragen zu stellen oder sie nicht zu stellen. Die Entzifferung der Botschaft, d. h. die eigene Biographie zu verstehen und anzunehmen, ist in seine ganz persönliche Verantwortung gestellt. Der Nachsorgeauftrag liegt hier darin, diese Gedanken zu ermöglichen, die Kommunikation und Nähe zwischen Betroffenen und ihren Angehörigen zu stärken und dadurch den Raum für Sinnfragen zu schaffen. Auch auf dieser Stufe entscheidet sich ein Teil der Qualität seines Lebens.

Schlußbemerkungen

Die bisherige Aufmerksamkeit der Nachsorge ist auf „Pathologie", d. h. Defekte und Defizite, ausgerichtet. Die reine Defekt-Reparatur-Auffassung von Krankheit, d. h. die TÜV-Mentalität von Nachsorge, befriedigt auf Dauer nicht. Der Betroffene braucht mehr für sein Weiterleben; er braucht Unterstützung und Hilfe für Krankheitsverarbeitung und Neuorientierung. Erweitertes Denken in der Nachsorge bedeutet somit, sich an den Bedürfnissen der Betroffenen und ihrer Angehörigen zu orientieren. Im medizinischen Bereich das Nützliche – und nur das Nützliche – zu tun, und damit wiederhole ich meine Forderung von 1980. Dies erfordert hohe Kompetenz der Ärzte. Meine Forderungen gehen aber darüber hinaus. Im Bereich der Beziehungsmedizin gilt es, das Gespräch zu pflegen und menschliche Nähe zwischen Arzt und Kranken und – was wichtiger ist – zwischen dem Betroffenen und seiner Umwelt zu pflegen oder wiederherzustellen. Dies verlangt eine zusätzliche Kompetenz der Ärzte in Gesprächsführung und gegenseitiger Wahrnehmung. Und schließlich obliegt es der anthropologischen Medizin – man könnte auch sagen Ganzheitsmedizin –, die Erkenntnis des Betroffenen zu wecken oder zu fördern über die Motive und Kräfte, die sein Leben und seine Genesung fördern und stützen. Auch hierzu bedarf es der Bereitschaft und hoher Kompetenz der Ärzte, nachzudenken und ihr Tun zu hinterfragen. Dies gilt auch für den Bereich von sog. „alternativmedizinischen Empfehlungen".

Betroffene sind zwar keine Experten für objektive onkologische Krankheitsbilder, aber sie sind kompetenter als die Ärzte für die subjektiven Bilder ihrer Krankheit. Notwendig ist eine ärztliche Haltung, die einerseits eine kompetente naturwissenschaftlich-medizinische Betreuung anbietet, aber andererseits den Betroffenen wieder von seiner Patientenrolle weg, hin zur Gesundheit orientiert, d. h. auch eine Lebensgestaltung nach Arzt- und Krankenhausterminen überwinden hilft. Hinweise auf regionale Selbsthilfe- und Betroffenengruppen sind in dieser Phase oft sehr hilfreich. Diese können häufig viel authentischer praktische Erfahrungen mit möglichen Problemen als Immer-Noch-Kranker oder Wieder-Gesunder weitergeben und eine Neuorientierung erleichtern.

Nachsorge ist nicht die perfekte Organisation eines Krankenstandes oder bürokratische Festschreibung eines Gesundheitsdefektes. Erweitertes Denken läßt Nachsorge zur wirksamen Hilfe werden für ein neues, vielleicht auch anderes Leben mit Krankheit oder nach Krankheit. Das große Wort von mehr Lebensqualität oder Humanität, oft so leichthin ausgesprochen, füllt sich erst auf dieser Grundlage mit Inhalt. Deshalb brauchen wir, Betroffene, Angehörige und Ärzte ein erweitertes Denken, auch in der Nachsorge.

Literatur

Gallmeier WM (1981 a) Nachsorge: Das Notwendige. MMW 123:1643

Gallmeier WM (1981 b) Nachsorge. Der Deutsche Arzt 31:27−30

Gallmeier WM (1984) Humanität als kritischer Umgang mit der Technik. MMW 126:1509−1515

Gallmeier WM (1986) Tumormedizin nach Maß. Med Welt 37:1245−1248

Gallmeier WM (1989) Braucht die Medizin eine Erweiterung oder Ergänzung? MMW 131:499−502

Gallmeier WM, Bruntsch U (1985) Unnötige Diagnostik (Überdiagnostik) in der Onkologie. MMW 127:390−394

Gallmeier WM, Betzler M, Bruntsch U, Röttinger EM (1985) Überdiagnostik und Übertherapie in der Onkologie. MMW 127:383−384

Kappauf HW (1989) Die Schädlichkeit barmherziger Lügen. Geriatrie Praxis 1:42−45

Kappauf HW, Gallmeier WM (1989 a) Indikation und Erfolgsbeurteilung der Tumortherapie speziell unter Berücksichtigung der Lebensqualität im Rahmen palliativer Therapiekonzepte. In: Fülgraff GM, Franke H, Lenau H, Rode H (Hrsg) Klinisch-Pharmakologisches Kolloquium IV, Titisee 1989, CRF, Freiburg

Kappauf H, Gallmeier WM (1989 b) Onkologische „Alternativmedizin" − psychodynamische Aspekte bei der Inanspruchnahme. MMW 131:618−622

Kappauf HW, Gallmeier WM (1990) Bei Krebs Gruppentherapie verordnen? MMW 132:276−277

Wandt H, Bruntsch U, Gallmeier WM (1989) Nachsorge beim Mammacarcinom. Dtsch Med Wochenschr 114:1130−1136

Wandt H, Gallmeier WM (1988) Lebersonografie in der Mammakarzinom-Nachsorge. Dtsch Med Wochenschr 113:877−878

Weizsäcker V von (1949) Arzt und Kranke. Köhler, Stuttgart

Anschrift der Verfasser

Prof. Dr. med. Walter Michael Gallmeier
5. Medizinische Klinik
Institut für Medizinische Onkologie und Hämatologie
Klinikum der Stadt Nürnberg
Flurstraße 17
8500 Nürnberg 91

Dr. med. Herbert Kappauf
5. Medizinische Klinik
Institut für Medizinische Onkologie und Hämatologie
Klinikum der Stadt Nürnberg
Flurstraße 17
8500 Nürnberg 91

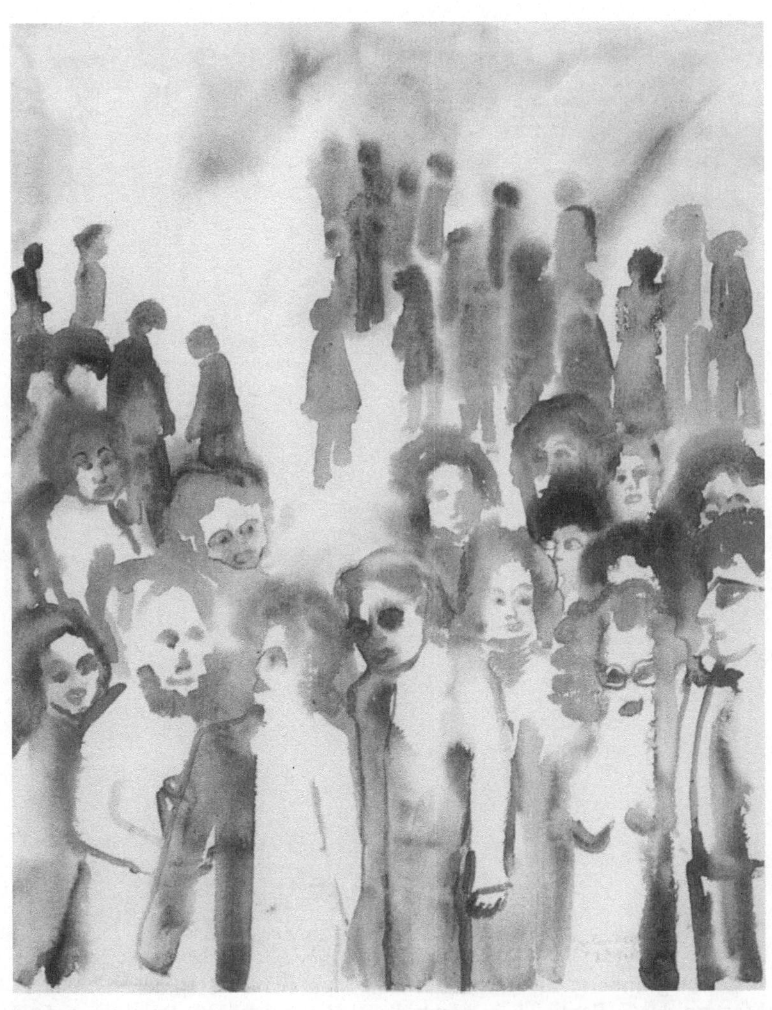

* Leicht geänderte Fassung eines Beitrages aus: P. Helmich, E. Hesse, K. Köhle, H. J. Mattern, H. G. Pauli, Th. v. Uexküll, W. Wesiack (1990) Psychosoziale Kompetenz in der Primärversorgung. Springer, Berlin, Heidelberg, New York, Tokyo

Instrumentelle und kommunikative Arbeit

Medizin ist wissenschaftlich-systematische Auseinandersetzung mit
Krankheit, Sterben und Tod. Unser hohes, mit der Arztrolle verbundenes Ansehen rührt auch aus dieser von der Gesellschaft an uns
delegierten Konfrontation mit dem Tod. Dabei bleibt unbeachtet, daß
uns die Medizin als Wissenschaft, wie sie bisher etabliert ist, für den
Umgang mit Todkranken und Sterbenden kaum Hilfen zur Verfügung
stellt. Der Tod ist in der Heilkunde nur Endpunkt von Krankheit,
nicht Bezugspunkt in einem Verständnissystem. Das medizinische Verständnissystem beschäftigt sich bei Krebskranken allein mit patholo-
gischen Gewebsprozessen und auf diese bezogene instrumentelle Interventionen wie Chemotherapie, Bestrahlung und Operation. Gefühle, die bei Kranken und ihren Ärzten auftreten, werden in der
Medizin als Wissenschaft nicht nur nicht bedacht, sondern systematisch ausgeschaltet. Dieser wissenschaftlichen Reduktion entspricht
die Ausbildung: Der Medizinstudent lernt den menschlichen Körper
zuerst an der Leiche kennen. Unsere Patienten leiden jedoch auch
unter Gefühlsreaktionen, unter Ängsten und Depressionen; wir selbst
werden bei ungünstigem Krankheitsverlauf vermehrt mit der Begren-
zung unserer therapeutischen Möglichkeiten und auch mit unserer
eigenen Endlichkeit konfrontiert. Therapeutische Mißerfolge können
uns verunsichern oder kränken, unerwünschte Nebenwirkungen der
Therapie können bei uns Schuldgefühle auslösen, die Konfrontation
mit dem Tod kann auch in uns Todesängste mobilisieren. Unsere
Gefühlsreaktionen können uns behindern, offen und sensibel auf unsere Patienten einzugehen.

Als Ärzte haben wir neben instrumenteller Arbeit so immer auch
„Gefühlsarbeit" bzw. „kommunikative Arbeit" zu leisten. Erst Medi-
zinsoziologen (Strauss et al. 1980) haben diese Qualität unserer Arbeit
ausdrücklich benannt; geleistet wird diese Arbeit von Ärzten schon
immer; allerdings wurde bisher eine fachliche Kompetenz für kommunikative Arbeit beim Arzt meist unreflektiert vorausgesetzt, als würde
sie ihm bei der Entscheidung zu seinem Beruf wie selbstverständlich
zufallen. In der Ausbildung wird diese Kompetenz nicht vermittelt,
sondern oft noch explizit als „ärztliche Kunst" aus dem Bereich des
Lehr- und Lernbaren ausgegliedert. In einer biomechanischen Medizin ist eine solche Reduktion konsequent; in einer biopsychosozialen
Medizin sind dagegen instrumentelle und kommunikative Arbeit untrennbar miteinander verbunden, in der Diagnostik ebenso wie in
kurativer und palliativer Therapie. Inzwischen ist durch empirische

Untersuchungen auch überzeugend nachgewiesen, daß auch die Fähigkeit des Arztes zu kommunikativer Arbeit systematisch geschult und in das ärztliche Handeln integriert, d. h. professionalisiert werden kann.

Diese Problematik vermag das Bild „Nächstenliebe und Wissenschaft" (Abb. 1) des 16jährigen Picasso zu veranschaulichen.

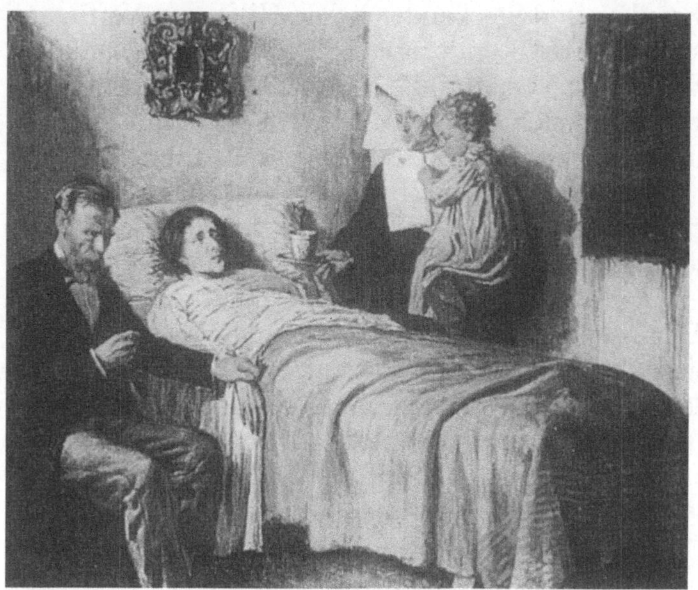

Abb. 1. Pablo Picasso: „Ciencia y Cariadad" (Wissenschaft und Nächstenliebe), 1897. (Museo Picasso Barcelona)

Der Arzt sitzt rechts von der Sterbenden. Er ist von der Kranken abgewandt, fühlt den Puls, blickt auf sein Instrument. Der Arzt zählt – Kommunikation würde ihn beim Messen stören; sein Bemühen gilt der Objektivierung pathologischer Veränderungen. Links von der Sterbenden steht die Krankenschwester. Sie reicht der Patientin etwas zu trinken, sie sorgt für sie, ist an ihren subjektiven Bedürfnissen und so eher an ihrer Gesundheit orientiert. Das Kind auf ihrem Arm, zu dem die Kranke aufblickt, symbolisiert Mütterlichkeit und Emotionalität. Auch die Schwester übt in ihrer Ordenstracht eine Berufsrolle aus; diese Rolle erscheint jedoch noch nahe der Alltagsrolle der Mutter, weniger spezifisch, weniger professionalisiert als die Rolle des Arztes.

In unserem ärztlichen Alltag müssen wir meist diese beiden Rollen in unserer Person integrieren, instrumentelle und kommunikative Arbeit in unserem Handeln verbinden:

Eine Krebskranke im Terminalstadium klagt ihrer Ärztin gegenüber über andauernde Müdigkeit und sagt in diesem Zusammenhang: *„Ich möchte doch nicht immer schlafen."* Die Ärztin steht nun vor der Aufgabe, diese Klagen und im Zusammenhang mit den Klagen auch den Satz „ich möchte doch nicht immer schlafen" auf mehreren miteinander verflochtenen Ebenen zu klären und entsprechende Hilfestellungen für die Kranke zu entwickeln.

1) Die Müdigkeit kann Folge des Fortschreitens des Krankheitsprozesses sein.
2) Die Müdigkeit kann Folge bzw. Nebenwirkung der Chemotherapie und damit des ärztlichen Tuns sein.
3) Die Müdigkeit der Patientin kann Ausdruck einer depressiven Reaktion im Rahmen ihrer Krankheitsverarbeitung sein.
4) Der Satz „ich möchte doch nicht immer schlafen" kann auch die Todesangst der Patientin andeuten.

Während die Ärztin die Klagen der Patientin bedenkt, wird sie von den mitenthaltenen Anklagen emotional betroffen sein: Die Klage über die Müdigkeit kann auch die Anklage enthalten, daß sie den Krankheitsprozeß nicht aufzuhalten vermag und daß ihre Behandlung unangenehme Nebenwirkungen mit sich bringt.

Was benötigt nun die Patientin von ihrer Ärztin, was kann die Ärztin für sie tun?

Zunächst benötigt die Patientin in ihrer neuen Situation Orientierungshilfe. Sie benötigt vor allem Information zum Krankheitsverlauf, zur Therapie, zu deren Wirkungen und Nebenwirkungen. Die Ärztin wird versuchen, zunächst die Vorstellungen und Phantasien der Patientin zu erfahren und dann mit ihren Informationen – evtl. korrigierend – hieran anknüpfen. Sie stärkt so die Ich-Funktionen und die Autonomie der Patientin: Sie kann bei ihrer Behandlung mitdenken und evtl. mitentscheiden. Strukturierte Gefahren erzeugen weniger Angst als diffus phantasierte.

In einer solchen von Verständnis getragenen Beziehung wird sich die Ärztin von versteckten oder offenen Vorwürfen der Patientin nicht irritieren lassen. Diese Vorwürfe rühren aus der Enttäuschung darüber, daß sich die Krankheit nicht heilen läßt; sie gelten in der Regel nicht der Person der Ärzte. Für die Patientin ist es von zentraler Bedeutung, daß sie die Beziehung auch dann als tragfähig erleben kann, wenn sie vom Behandlungsverlauf enttäuscht ist und Kritik äußert. In einer solchen Situation sollten wir sorgfältig eigene Tendenzen beachten, den Kranken auszuweichen, etwa wenn sie Fragen an uns stellen; nach allen vorliegenden Untersuchungen nimmt diese Tendenz unsererseits mit Verschlechterung der Prognose der Patienten zu.

Die Patientin benötigt vor allem eine Unterstützung ihres krankheitsbedingt verminderten Selbstwertgefühls. Sie erlebt ihre abnehmende körperliche Leistungsfähigkeit als drohende Wertlosigkeit. Spricht die Ärztin hierüber mit ihr, so zeigt sie ihr schon, daß sie nicht abgeschrieben, aus der Gemeinschaft der Lebenden nicht ausgeschlossen ist. Eine Klärung der aktuellen Bedürfnisse und Wünsche der Patientin kann sich anschließen. Oft entscheidet der Umgang mit alltäglichen Bedürfnissen darüber, ob die verbliebene Lebenszeit als lebenswert erlebt wird oder nicht. Die Beziehung zur Ärztin kann so dazu beitragen, die Bedrängnis zu vermindern, Hoffnung aufrechtzuerhalten und so evtl. auch eine Sinnfindung zu ermöglichen.

Die Ärztin wird auch Todesangst dadurch zu mindern vermögen, daß sie den entsprechenden Äußerungen nicht ausweicht, daß sie bereit ist, sich etwa die Suizidphantasien der Patientin anzuhören und im einzelnen auf ihre Befürchtungen eingeht; diese Befürchtungen gelten ja meist nicht dem Tod, sondern betreffen die Art des Sterbens: die Furcht vor unerträglichen Schmerzen, vor dem Ersticken, vor dem Alleingelassenwerden.

Im Verlauf des Gespräches informiert die Ärztin die Patientin ausführlich; gleichzeitig versucht sie geduldig, auf ihre depressiven Gefühle und die angedeuteten Ängste einzugehen. Die Patientin scheint die bereits längere Zeit bestehende Beziehung wieder aufs neue daraufhin zu prüfen, ob sie sich in ihr aufgehoben fühlen kann; danach kann sie ihre Verleugnung zurücknehmen. Sie äußert offen ihre Befürchtungen und spricht über ihre depressive Verstimmung. Die Ärztin kann auf diese Gefühle eingehen und die Kranke in ihrer Trauer unterstützen; dies ermöglicht wiederum der Kranken, sich konkreter im einzelnen mit ihrer Situation auseinanderzusetzen; jetzt geht es ihr darum zu klären, was sie noch selbst in ihrem Haushalt tun kann bzw. inwieweit sie auf die Hilfe anderer angewiesen ist. So wird es ihr möglich, einerseits den Bereich ihrer Autonomie neu zu bestimmen, andererseits Hilfe angemessen anzunehmen.

Die Gefühlsarbeit mit der Ärztin hat Trauer über den Verlust von Lebensspielraum ermöglicht. Jetzt erst wird sie wieder fähig, sich auf die ihr verbliebenen Lebensmöglichkeiten zu akkommodieren, ihren Alltag wieder zu gestalten und ihre Zeit zu strukturieren. So kann auch angemessene Hoffnung wieder aufkommen. Depressive Verstimmung dagegen war gleichbedeutend mit dem Verlust dieser Fähigkeiten und dem Verlust von Hoffnung. In salutogenetischer Perspektive könnte man erwarten, daß mit der Zunahme eigener Gestaltungs- und Strukturierungsmöglichkeiten das „Kohärenzerleben" der Patientin und damit ihre Widerstandsreserven zunehmen werden.

Die psychische Situation Krebskranker

Krankheitsbedingte Veränderungen und Todesbedrohung beeinträchtigen Krebskranke und andere lebensgefährlich Erkrankte auf allen körperlichen, seelischen und sozialen Funktionsebenen (mod. nach Heim u. Willi 1986).

1) Körperliche Integrität und Wohlbefinden:
   - Behinderung, Funktionseinbußen, Einschränkung von Befriedigungsmöglichkeiten
   - Schmerzen und andere Beschwerden als Folge von Krankheit und/oder Therapie
2) Emotionales Gleichgewicht:
   - Angst als Folge der Lebensbedrohung
   - Depression als Reaktion auf Verluste
3) Selbstregulation:
a) Selbstkonzept:
   - z. B. Verlust der Brust (Symbol der Weiblichkeit, Mütterlichkeit und Sexualität)
   - Körperbild bzw. Körperschema
   - Handeln: Autonomie, Struktur von Lebenssituation und Zeitablauf (und damit der Zukunft)
   - Beziehung: Wahrnehmung der eigenen Rolle in Familie und Beruf
b) Selbstgefühl: Das Grundgefühl von Kohärenz (v. a. der Teilaspekt des sich ganzheitlichen Erlebens)
c) Selbstwertgefühl: körperliche Integrität und soziale Integration
4) Soziale Beziehungen, soziale Rollen und Aufgaben:
   - Familie
   - Beruf und andere soziale Aufgaben
   - neue soziale Abhängigkeiten (Ärzte und Krankenhaus)
5) Ich-Funktionen: Schutz- („Coping-") und Abwehrmechanismen

In salutogenetischer Betrachtung wird der für Gesundheit entscheidende Erlebniszustand „Kohärenz" (Antonovsky 1987) massiv bedroht: Das Gefühl von Ganzheit und Integrität durch die direkten

Folgen körperlicher Krankheit und z. T. auch der Therapie, das Gefühl sozialen Integriertseins (direkt und indirekt über die Stigmatisierung Krebskranker) und das Gefühl der Voraussagbarkeit und/oder Beeinflußbarkeit der äußeren Entwicklung und Verhältnisse durch die Unvorhersehbarkeit des Krankheitsverlaufes.

Zielvorstellungen für die Betreuung Krebskranker

Zunächst formulieren wir das Ziel allgemein: Es gilt, auf jeder Stufe des Krankheitsverlaufes die Lebensqualität zu optimieren, d. h. den Kranken zu unterstützen, seine physiologischen und psychologischen Lebenskräfte so zu mobilisieren, daß er die verbliebene Lebenszeit entsprechend seiner Persönlichkeit und seinen Bedürfnissen maximal nutzen kann. Dies bedeutet alles zu fördern, was den Alltag heute lebbar und lebenswert macht.

Im einzelnen wird das Vorgehen die genannten 5 Ebenen berücksichtigen.

1) Die somatische Behandlung sollte neben dem Ziel der kausalen Therapie eine möglichst weitgehende Erhaltung bzw. Wiederherstellung aller Körperfunktionen und des Wohlbefindens anstreben. Hierzu gehören die sorgfältige Klärung von Bedürfnissen und die Sicherstellung entsprechender Befriedigungsmöglichkeiten ebenso wie eine optimale Schmerzbehandlung.

2) Die Störung des emotionalen Gleichgewichts erfordert eine stabile, auf Kontinuität angelegte Patient-Arzt-Beziehung, die ein Grundgefühl von Sicherheit vermittelt. Ein zugleich von Empathie und Fachkompetenz getragenes Verständnis kann im Rahmen dieser Beziehung Angst mindern, Depression auffangen oder in Trauerarbeit umwandeln.

3) Das Selbstkonzept wird durch optimale Therapie und Beziehungsangebote gestützt. Zufriedenheit mit dem eigenen Körperbild kann im Gespräch und durch korrigierende Hilfen (z. B. Wiederaufbau der Brust und Perücke rechtzeitig bei Haarausfall nach Chemotherapie) verbessert werden; Partnerschaft mit dem Arzt und ausreichende Information unterstützen autonomes Handeln, Strukturierung der gegenwärtigen Lebenssituation und der Zukunft sowie die Aufrechterhaltung der Eigenverantwortung für die Beziehungen in Familie und Beruf. Selbstgefühl und Selbstwertgefühl werden darüber hinaus durch jede Hilfestellung stabilisiert,

die die aktiven Gestaltungsmöglichkeiten des Patienten in seiner schwierigen Situation fördert.

4) Wir sollten die Aufrechterhaltung bzw. Verbesserung der sozialen Beziehungen nach Kräften unterstützen. Vorübergehend kann uns hier die Rolle einer Stellvertretung zukommen. Neue Abhängigkeit, auch von Ärzten und dem medizinischen Versorgungssystem sollten dagegen so gering wie möglich gehalten, entsprechenden regressiven Tendenzen des Patienten sollte nicht unreflektiert nachgegeben werden. Hierbei können Einzel- und Gruppengespräche von Betroffenen mit Ärzten, Psychologen, Sozialarbeitern und in Selbsthilfegruppen wertvolle Hilfe leisten.

5) Die oft extrem beanspruchten Ich-Funktionen der Patienten sollten immer so unterstützt werden, daß sie auf einem möglichst reifen, erwachsenen Niveau zu operieren vermögen. Dem Orientierungsbedürfnis der Kranken entspricht offene Information; sie fördert die Ich-Autonomie und damit die Integrität der Person. In Krisen kann dem Arzt die Funktion eines „Hilfs-Ich" zukommen: er sorgt dafür, daß alle Entscheidungen soweit wie möglich am Realitätsprinzip orientiert bleiben. Ziel ist die Entwicklung eines festen Arbeitsbündnisses mit möglichst weitgehend informierten und selbständigen Patienten als Partnern in der Behandlung ihrer Erkrankung. Nur bei einer solchen Zusammenarbeit kann es dem Arzt gelingen, drohende gravierende Komplikationen rechtzeitig zu erkennen bzw. solchen Komplikationen vorzubeugen.

Die Zusammenarbeit mit dem Patienten in Klinik und Praxis, die sich an diesen Zielen orientiert, läßt sich auch mit dem Begriff „Rehabilitation" bezeichnen; wir interpretieren „Rehabilitation" sehr viel weiter als es zur Zeit üblich ist – „Rehabilitation" als Wiederherstellung des Status quo ante oder wenigstens Wiederherstellung der Arbeitsfähigkeit. Diese Ziele wären bei vielen Kranken, erst recht bei unheilbar Kranken, sinnlos. Diese geläufige Interpretation des Begriffes Rehabilitation ist allerdings nicht nur Ausdruck sozialgesetzlicher Regelungen, sie spiegelt auch die Einstellung wider, die die Medizin vom Menschen hat – und die viele Menschen von sich selbst haben. Ihr Selbstwertgefühl, und ihre Einstellung zu anderen, zur Familie – und umgekehrt der Familie zu ihnen – wird von der Vorstellung geprägt, daß ihr „Wert" vor allem Arbeitsfähigkeit und vollständige Gesundheit zum Inhalt hat. Für uns bedeutet „Rehabilitation", das Maximum von Lebensqualität anzustreben, das von unseren Kranken noch erreicht werden kann. Das Heute muß für sie lebenswert bleiben oder wieder lebenswert werden.

In salutogenetischer Perspektive heißt „Rehabilitation" das Gefühl einer „Kohärenz" der Person (Antonovsky 1987) aufs Neue herstellen; die Komponenten dieses Kohärenzgefühls müssen dabei dem Inhalt nach nicht denen eines früheren Zustands entsprechen. Die drei Hauptkomponenten – Gefühl von Ganzheit und Integrität, Gefühl sozialen Integriertseins und Erleben der Voraussagbarkeit bzw. Beeinflußbarkeit der Entwicklung und der Umstände – beziehen sich jetzt auf eine veränderte innere und äußere Situation. Stellt sich dieses Kohärenzgefühl ausreichend ein, so können die Patienten sich wiederum leichter an ihre veränderte Situation *akkommodieren*, d. h. ihre Ansprüche und Erwartungen an die gegebenen Lebensmöglichkeiten anpassen, eine Neubewertung ihrer Lebensmöglichkeiten vornehmen.

Wahrheit am Krankenbett? – Offene Kommunikation

Leo Tolstoi schildert in „Der Tod des Iwan Iljitsch" in einzigartiger Weise die Erfahrungen eines tödlich Erkrankten. Die Lektüre dieser Novelle sensibilisiert für die Nöte solcher Kranken – auch im Umgang mit ihren Ärzten.

„Die Hauptqual für Iwan Iljitsch war die Lüge – jene aus irgendeinem Grunde von allen anerkannte Lüge, daß er nur krank sei, nicht aber sterbe, und daß er sich nur ruhig halten und die Kur durchführen müsse, damit wieder alles sehr gut werde. Er aber wußte: sie konnten tun, was sie wollten, es würde doch nichts mehr herauskommen als noch qualvollere Leiden und der Tod. Und ihn quälte diese Lüge, es quälte ihn, daß man nicht eingestehen wollte, was alle wußten, und was auch er wußte, und daß man ihn über seine entsetzliche Lage belügen und ihn zwingen wollte, an dieser Lüge teilzunehmen. Die Lüge, die sie an ihm am Vorabend seines Todes verübten, die Lüge, welche dieses schreckliche feierliche Ereignis seines Todes auf das Niveau aller ihrer Besuche und Gardinen sowie des Störs zum Mittagessen herabdrücken sollte. . . das war schrecklich, qualvoll für Iwan Iljitsch."

„. . . diese Lüge rings um ihn und in ihm selbst vergiftete am meisten die letzten Lebenstage Iwan Iljitschs."

„Daß er einen berühmten Arzt aufsuche. Er fuhr hin. Alles war, wie er erwartet hatte. Alles war so, wie es immer gemacht wird. Auch die Erwartung war dieselbe, die er bei sich im Gericht kannte und das Beklopfen und Behorchen und die Fragen, die wohl im voraus bestimmte und darum unnötige Antworten verlangten, und die bedeutsame Miene,

die zu verstehen gab: „Sie müssen sich nur uns überantworten, und wir werden es schon machen. – Wir wissen, und daran ist nicht zu zweifeln, wie alles gemacht werden muß, alles auf die eine Art bei jedem Menschen, bei wem sie wollen."

„. . . es war alles genau wie beim Gericht. Dieselbe wichtige Miene, die er im Gericht den Angeklagten zeigte – hier wurde sie von dem berühmten Arzt ihm selber gezeigt. Der Arzt sagte: das und das weist darauf hin, daß in ihrem Innern das und das vorhanden ist; wenn aber das nach den Untersuchungen von dem und dem sich nicht bestätigt, dann wird man bei ihnen das und das annehmen. Wenn man aber das und das annimmt, dann . . ."

„Für Iwan Iljitsch war nur die eine Frage wichtig: Ob sein Zustand gefährlich sei oder nicht. Der Arzt ignorierte diese unangebrachte Frage. Vom Standpunkt des Arztes war es eine müßige Frage, die nicht zur Erörterung stand. Für ihn gab es nur das Abwägen der Wahrscheinlichkeit, ob es eine Wanderniere, ein chronischer Darmkatarrh oder eine Erkrankung des Blinddarms war. Für ihn gab es keine Frage nach dem Leben des Iwan Iljitsch, sondern es gab nur einen Streit zwischen der Wanderniere und dem Blinddarm. Und diesen Streit entschied der Doktor vor den Augen Iwan Iljitsch aufs glänzendste zugunsten des Blinddarms, unter dem Vorbehalt, daß die Harnuntersuchung neue Indizien geben könne und das Urteil revidiert werden müsse. Ebenso glänzend machte der Arzt sein Resümée und sah triumphierend, sogar fröhlich über die Brille hinweg den Angeklagten an. Aus dem Resümée des Doktors folgerte Iwan Iljitsch, daß es um ihn schlecht stehe, daß dies aber ihm, dem Doktor, und vielleicht auch allen anderen gleichgültig sei, er aber leiden müsse. Und diese Schlußfolgerung traf Iwan Iljitsch schmerzlich, indem sie in ihm das Gefühl des großen Mitleids mit sich selbst und der großen Wut gegen diesen Doktor, dem eine so wichtige Frage gleichgültig war, erregte.

Er sagte aber nichts, sondern stand auf, legte das Geld auf den Tisch und sagte mit einem Seufzer: ‚Wir Kranke richten wohl oft unangebrachte Fragen an Sie . . . überhaupt ist es eine gefährliche Krankheit, oder nicht? . . .' Der Arzt sah ihn streng mit einem Auge über die Brille hinweg an, als wolle er gleichsam sagen: ‚Angeklagter, wenn Sie sich nicht in den Grenzen der an Sie gerichteten Fragen halten wollen, werde ich gezwungen sein, anzuordnen, daß man Sie aus dem Sitzungssaal entfernt.'

‚Ich habe Ihnen bereits gesagt, was ich zu sagen für notwendig und passend hielt' sagte der Doktor. ‚Das Weitere wird die Untersuchung ergeben' und der Doktor verbeugte sich."

Wir gehen nun zunächst auf Fragen der Kommunikation mit dem Patienten, insbesondere auf die Frage der sog. „Diagnosemitteilung" ein, danach auf Probleme der längerfristigen Betreuung und psychotherapeutischen Unterstützung unheilbar Kranker.

Im Verlauf der letzten 20 Jahre hat sich die Einstellung in der Ärzteschaft gegenüber der sog. „Diagnosemitteilung" erheblich gewandelt: die Bereitschaft, unheilbar Kranke, auch Krebskranke, offen zu informieren, hat stark zugenommen. Allerdings lehnen viele ein solches Vorgehen noch weiter ab; sie argumentieren vor allem mit einer möglichen Gefährdung des Patienten oder, wie es Hufeland (Schadewaldt 1969) apodiktisch formulierte: „Den Tod verkünden, heißt den Tod geben." Diese kontroverse Diskussion hat ihre Voraussetzung in der Annahme, Krebskranke seien unfähig, ihre Situation selbst zu interpretieren. Alle empirischen Untersuchungen widersprechen jedoch der Gültigkeit dieser Annahme. Alle Patienten bringen nämlich bereits ein Vorwissen um die mögliche Lebensbedrohlichkeit ihrer Erkrankung mit, wenn sie zum Arzt kommen; auch ohne „Aufklärung" durch den Arzt bringen mindestens 90% aller Malignompatienten ihre Diagnose im Verlauf der Erkrankung in Erfahrung.

Die Frage „Aufklären oder nicht?" ist also falsch gestellt. Die Frage muß vielmehr die Gegenseitigkeit zwischen Arzt und Patient berücksichtigen und deshalb lauten: „Soll der Arzt offen mit dem Krebskranken kommunizieren?"

Aus vielen Diskussionen wissen wir, daß Ärzte sich in ihrer täglichen Praxis gegenüber dieser Frage im einzelnen sehr unterschiedlich verhalten. Es sei uns dennoch erlaubt, daß wir unsere aus langjähriger Erfahrung im Umgang mit unheilbar Kranken gewonnenen Argumente hier aufführen.

Die Patienten orientieren sich in ihrer veränderten Lebenssituation am gesamten Verhalten ihrer Bezugspersonen, nicht nur an deren verbalen Mitteilungen; sie sind gegenüber allen Äußerungen, willkürlich gesteuerten und unwillkürlichen, in höchstem Maße sensibilisiert. Sie spüren, wenn ihre Angehörigen oder wenn wir Ärzte ihnen gegenüber nicht offen sind, bestimmte Themen vermeiden, ihnen ganz ausweichen oder auch ungerechtfertige Hoffnungen machen; sie bemerken, wenn wir in unterschiedlicher Gesprächstechnik vermeiden, auf ihre Fragen einzugehen, einen Schritt zurücktreten oder vom Bett wegrücken. Je mehr wir offene Kommunikation meiden, desto stärker fühlen sie sich verunsichert und beachten bzw. überinterpretieren indirekte Zeichen. Gleichzeitig wird es auch für uns Ärzte schwieriger, den Umgang des Patienten mit seiner Erkrankung zu beurteilen: Der

Kranke wird seinerseits Mitteilungen zurückhalten, da er auf unsere Schutz- und Abwehrhaltungen Rücksicht nimmt.

Ein 42jähriger Patient mit Kolonkarzinom weiß sehr genau um seinen Zustand. Er hat 2 Jahre vorher seinen Vater an derselben Erkrankung, mit derselben Symptomatik und etwa zur gleichen Zeit seinen Bruder unter denselben Umständen verloren. Ärzten gegenüber äußert er niemals auch nur die leichtesten Beschwerden, gegenüber den Schwestern auf der Krankenstation klagt er über heftigste Leibschmerzen, das Hausmädchen fragt er: „Gell, ich habe Krebs?" Es ist klar, daß der Patient die Mitteilung des Hausmädchens wieder leichter aus seinem Bewußtsein entfernen könnte als eine etwaige Bestätigung durch den Arzt. Angemerkt sei, daß derselbe Patient, der sich den Ärzten gegenüber gesund darstellt, in hochdramatischer Weise vom Weltuntergang träumt und sich zunächst mit seinen angstvollen Phantasien alleine herumschlagen muß, da die Ärzte dieser Station eine offene Kommunikation ausdrücklich ablehnen.

Entscheidet sich der Arzt für offene Kommunikation, so wird er sich im Dialog mit dem Kranken erst einmal darum bemühen, dessen individuelle Wirklichkeit kennenzulernen; er wird Zugang zum Vorwissen des Patienten, zu seinen Ängsten, seinen Phantasien über die Erkrankung, seinen psychischen Schutzmöglichkeiten (Coping- und Abwehrmechanismen) suchen und die vorhandenen sozialen Unterstützungsmöglichkeiten eruieren. Erst wenn er die subjektive Bedeutung der Erkrankung und ihrer Folgen kennt, wird er mit seinen Informationen hieran anknüpfen. Zuerst sollte also immer der Patient zu Wort kommen, seine Gedanken und Phantasien äußern können, der Arzt sollte erst einmal zuhören; so wird eine Mitteilung der Diagnose gleichsam „ex cathedra" von vornherein ausgeschlossen. Wir vermeiden so die von Hufeland (Schadewaldt 1969) angesprochene Gefahr; sie besteht allenfalls bei einem falschen Vorgehen, einer forcierten, aktivistischen, autoritären „Aufklärung". Bietet der Arzt *im Dialog* seine Information an, so wird er sich immer wieder rückversichern, wie der Patient diese Information aufnimmt, was und wie er verstanden hat und was er in seiner Phantasie daraus macht; nur so können die bekannten, z. T. grotesken Mißverständnisse und Mängel bei der Informationsaufnahme und -verarbeitung vermieden werden, wie sie bei traditionellem Vorgehen immer wieder vorkommen.

Voraussetzung für eine solche offene Kommunikation ist freilich die Möglichkeit, mit dem Patienten über längere Zeit in Kontakt bleiben zu können. Der primärversorgende Arzt ist auch aus dieser

Sicht der geeignetste Partner für die längerfristige Betreuung. Dabei bewährt es sich, dem Patienten bereits bei der Erstuntersuchung zu sagen, daß er über alle etwaigen Befunde informiert werden wird, bzw. ihn zu fragen, ob er mit einem solchen Vorgehen einverstanden sei. Ein solches Vorgehen empfiehlt sich natürlich bei allen Kranken. Erst im Falle der Diagnose einer malignen Erkrankung mit der Kommunikation zu beginnen, ist sehr viel schwieriger:

„Als der Professor sich zu mir aufs Bett setzte, wußte ich, ich muß sterben" – *meint eine Krebskranke in einer solchen Situation, die offenbar durch eine deutliche Veränderung im Verhalten ihres Arztes gekennzeichnet ist.*

Informiert der Arzt seine Kranken nicht selbst, hilft er ihnen nicht bei der Orientierung, so wird die Zusammenarbeit schwieriger. Die Patienten informieren sich aus anderen Quellen, deren Qualität entspricht meist nicht dem heutigen Wissensstand; umgekehrt kann der Arzt den Wissensstand seiner Patienten ohne offene Kommunikation nicht einschätzen; für ihn wird es schwieriger. die Klagen der Kranken zu beurteilen und rational zu behandeln; ihm geht die Chance verloren, seine Patienten im Gesamtzusammenhang der Therapie auch emotional gezielt zu unterstützen.

Die Patienten selbst wünschen in ihrer überwiegenden Mehrzahl offene Kommunikation. Nur etwa 5% lehnen ein solches Vorgehen ab. Diesen Kranken werden wir unser Wissen nicht aufdrängen, wir sollten sie jedoch besonders sorgfältig begleiten, weil es sich meist um besonders einsame Patienten handelt, die das Verhältnis von zugelassenem Wissen und verleugnender Abwehr selbst regulieren wollen.

Offene Kommunikation entlastet die Patienten, ihre Familienangehörigen und auch uns Ärzte. Die Beziehungen werden entspannter. Information vermindert Angst, da die Befürchtungen des Patienten in eine Beziehung zur Realität gebracht werden. Die offene Beziehung schafft Vertrauen, gibt Halt, vermindert Unsicherheit; im Dialog kann der Patient seine Erkrankung aus der Distanz der ärztlichen Überlegungen mitbeurteilen; seine Abhängigkeit wird vermindert, seine Autonomie vergrößert. Der intensive Umgang mit dem Arzt stärkt das Selbstwerterleben des Kranken, der sich trotz seiner Erkrankung ernstgenommen und als für die eigene Zukunft verantwortlich anerkannt fühlt. Dies kann auch wesentlich zur Prophylaxe von schweren Depressionszuständen und von Suizidtendenzen beitragen.

Schädliche Auswirkungen einer offenen Kommunikation haben wir nicht erlebt, sie sind auch in der Literatur nicht beschrieben.

Stärkere emotionale Reaktionen auf die Information sind allerdings zu erwarten und verständlich. Insbesondere depressive Reaktionen gehören zur Verarbeitung von Krankheit und Bedrohung; das Ausbleiben solcher Reaktionen in einer bedrohlichen Lebenssituation wäre auffallend.

Auch informierte Patienten können nicht ständig im Bewußtsein der tödlichen Bedrohung leben; auch sie werden diese Bedrohung immer wieder verleugnen. Für den Arzt ist es wichtig, das Auftreten solcher „Wiederverleugnung" (Meerwein 1981) zu bewerten; er hat zu klären, wieweit dieser Vorgang einen sinnvollen Schutz darstellt, ja die Bedingung der Möglichkeit einer kreativen Gestaltung der verbleibenden Zeit, oder inwieweit diese Abwehrform den Patienten zusätzlich schädigen könnte – etwa wenn er lebenswichtige Therapiemaßnahmen unterbricht. Wird die Funktion der Wiederverleugnung als schützende Illusion erkannt, so verbietet sich forciertes Konfrontieren von selbst, im Falle schädlicher Auswirkungen muß die Indikation zur Konfrontation sorgfältig abgewogen werden. Die Aufrechterhaltung der Beziehung über den gesamten Krankheitsverlauf hat jedoch immer Vorrang gegenüber forcierter Informationsvermittlung.

Bedenken gegen eine offene Kommunikation

Gegen eine offene Kommunikation werden häufig zwei Einwände vorgebracht: dieses Vorgehen würde 1) dem Patienten die Hoffnung nehmen und 2) die Suizidgefahr vergrößern.

Hoffnung wird bei dieser Argumentation nur als Hoffnung auf Besserung, auf Lebensverlängerung verstanden. Hoffnung aufrechterhalten bedeutet dann, die auf die therapeutischen Maßnahmen gerichteten Erwartungen bis zuletzt zu unterstützen, auch wenn sie unrealistisch sind. Hoffnung bezieht sich dann ausschließlich auf die Möglichkeit, trotz aller Bedrohung zu überleben. So wichtig dieser Aspekt von Hoffnung ist, die Hoffnung des Kranken bezieht sich nicht ausschließlich hierauf; für ihn sind entscheidend: die Integrität seiner Person, das Erleben des eigenen Wertes, das Einbezogensein in die Gemeinschaft. Das Erleben von Wertlosigkeit und Alleingelassenwerden führt zu Verzweiflung, der Antithese von Hoffnung. Kranke fürchten den sozialen Tod mehr als den physischen. Unser ärztliches Kommunikationsangebot ist aus dieser Sicht dialektisch: wir versuchen einerseits, den Kranken in der Gemeinschaft der Lebenden zu halten und andererseits – im Falle eines ungünstigen Verlaufes – ihm beim Verlassen dieser Gemeinschaft zu helfen, ihm diesen Schritt zu erleichtern. Diese Dialektik bestimmt auch die Abwägung zwischen kurativen und palliativen therapeutischen Maßnahmen mit.

Während die Hoffnung auf das Überleben mit fortschreitendem Krankheitsverlauf notwendigerweise abnimmt, kann Hoffnung, die sich auf den eigenen Wert bezieht, zunehmen: Es kann dem Kranken gelingen, in der verbliebenen Zeit Wertvolles zu gestalten, unerledigte Angelegenheiten zu regeln, neue Werte – auch in der Einstellung zu seiner Situation und seinen Bezugspersonen – zu verwirklichen. Einzelnen Kranken gelingt es, trotz allem Schmerz und Leid in eindrucksvoller Weise im Verlauf der Krankheit noch zu reifen, trotz des Verlustes von Funktionen und Rollen im Leben als Person noch authentischer zu werden.

Suizidhandlungen finden sich bei Krebskranken nicht vermehrt. Eine Suizidhandlung als Folge einer Diagnosemitteilung scheint extrem selten zu sein, wir haben Suizide nur bei nichtaufgeklärten Patienten erlebt. Krebskranke, die Suizidversuche unternehmen, handeln zumeist aufgrund tiefster Verzweiflung. Bei den Motiven dominieren Einsamkeit, Verlassenheit und die besondere Verletzlichkeit dieser Kranken als Folge ihrer Erkrankung. Für die Prophylaxe ist es wichtig, auch auf angedeutete Klagen über solche Verletzungen zu achten, auf Hinweise über Isoliertheit, Wertlosigkeit, Hilflosigkeit, Erschöpfung und Angst. Suizidphantasien haben Krebskranke, insbesondere in fortgeschrittenem Krankheitsstadium, dagegen häufig. Sie berichten solche Phantasien allerdings nur dann, wenn sie ihre Beziehung zum Arzt als tragfähig erleben. Nur bei offener Kommunikation ist das Suizidrisiko rational einschätzbar. Erscheint es erhöht, so empfiehlt es sich, in besonderem Maße Verständnis für die Verletzlichkeit zu zeigen sowie Autonomie und Selbstwertgefühl zu unterstützen.

Euthanasiewünsche sind immer Notsignale verzweifelter Patienten, die unter unbefriedigenden Beziehungen und/oder mangelhafter Versorgung leiden. Erfahrungen auf psychosomatisch geführten Schwerkrankenstationen und auf Palliativeinheiten zeigen, daß das Bemühen um eine Verbesserung der Beziehungen und eine Optimierung der Pflege solchen Kranken entscheidend zu helfen vermag: Werden die Euthanasiewünsche in diesem Sinne ernstgenommen, so brauchen sie nicht erfüllt zu werden.

Häufig wird auch mit den Wünschen von Angehörigen gegen eine offene Kommunikation argumentiert. Der Wunsch von Angehörigen, Kranken die Diagnose zu verschweigen, stellt für uns keine Kontraindikation für ein solches Vorgehen dar. Derartige Einsprüche entstehen vielfach aus eigener Unsicherheit der Angehörigen, aus Schuldgefühlen oder aus dem Wunsch, länger schwelende Konflikte auch weiterhin nicht auszutragen. Wir versuchen vielmehr umgekehrt, mit dem Patienten die Einbeziehung der Angehörigen in das Gespräch über die Krankheit zu klären. So bleibt der Patient auch für die Entwicklung seiner künftigen Stellung in der Familie verantwortlich. Werden – wie das nicht selten geschieht – zunächst die Angehörigen informiert, so nimmt man gewissermaßen eine Entmündigung des Patienten vorweg. Zudem überschätzt man dabei meist die Belastbarkeit der Angehörigen. Die Begleitung eines Sterbenden sollte die Unterstützung seiner Angehörigen einschließen. Auch sie benötigen oft Hilfe, während der Krankheit der Patienten und vor allem nach deren Tod. Hierbei wird der Vorteil einer Betreuung durch den Hausarzt besonders deutlich (Weisner u. Vagn-Hansen 1986).

Längerfristige Betreuung

Übernimmt der Arzt längerfristig die Betreuung eines unheilbar Kranken, so wird er sich zunächst über dessen psychosoziale Situation orientieren. Im Anamnesegespräch wird er eruieren, wie der Patient zur Zeit sein psychisches Gleichgewicht aufrechterhält und wie er früher in belastenden Lebenssituationen reagiert hat. Sorgfältig befragt, kann der Patient die für ihn wichtigsten Bewältigungsmechanismen schildern, der Arzt wird im Gespräch und über die Beobachtung der Interaktion Hinweise auf unbewußte Abwehrmechanismen erhalten. Wichtig bei dieser Beurteilung ist es, sich auch über die soziale Situation, die Unterstützungsmöglichkeiten und die wirtschaftlichen Verhältnisse zu orientieren. Schließlich sollten wir die für den Patienten subjektiv bedeutsamsten Aspekte der Lebensqualität oder – negativ – seine speziellen Befürchtungen hinsichtlich der künftigen Einschränkungen der Lebensqualität durch die Erkrankung kennenlernen.

Psychische Reaktionen auf die Erkrankung lassen sich in ihrem zeitlichen Verlauf bis zu einem gewissen Grade typisieren. Am bekanntesten sind die von Kübler-Ross (1971) zunächst für Krebskranke beschriebenen Reaktionsformen geworden; sie können, müssen jedoch keineswegs in einer strengen zeitlichen Ordnung aufeinanderfolgen, wie dies Frau Kübler-Ross ursprünglich als „Phasen des Sterbens" beschrieben hat.

Schock und Verleugnung. Dies sind die wichtigsten Reaktionen unmittelbar nach der Konfrontation mit der bedrohlichen Erkrankung. Es geht um den Versuch, Unruhe und Angst zu mindern, um den Versuch, die Bedrohung zu verleugnen, sie vom Bewußtsein fernzuhalten, die Augen vor ihr zu verschließen. Ärztliche Aufgabe in dieser Phase ist es, dem Patienten bei der Orientierung in der neuen Realität zu helfen, pathologische Verleugnungsvorgänge abzubauen, die die Mitarbeit des Patienten bei der Behandlung seiner Krankheit behindern könnten.

Zorn und Wut. Im Zentrum des Erlebens steht die Frage: *„Warum gerade ich?"* Der Patient ist von Gott und der Welt enttäuscht, innerlich wütend gegen seine Bezugspersonen, häufig entsteht ein Zustand „feindseliger Abhängigkeit"; Vorwürfe sind häufig nur in abgewehrter verdeckter Form erkennbar, ihre Kontrolle kostet viel psychische Energie. Der Patient kann sich aber auch weitgehend aus der Kommunikation mit dem Arzt zurückziehen. Dieser Rückzug kann so weitgehend sein, daß er fälschlicherweise auf somatische Veränderungen, wie z. B. Hirnmetastasen, zurückgeführt wird. Das geduldige und verständnisvolle Angebot zu weiterer Kommunikation – auch dann, wenn der Patient mit seinem Schicksal, den heutigen medizinischen Möglichkeiten und seinem Arzt hadert – vermag das Verhalten dieser Kranken oft in erstaunlichem Ausmaß und in kurzer Zeit zu verändern.

Depression. Die zentrale Frage lautet: *„Was bin ich jetzt als Kranker noch wert?"* Die Funktionseinbußen, die Entstellung des Körpers, der Verlust von Befriedigungsmöglichkeiten und die Veränderung der Rolle in der Familie beeinträchtigen das Selbstwerterleben. In der Kommunikation mit dem Arzt soll der Patient spüren können, daß seine depressive Reaktion in dieser Phase als Reaktion auf die Krankheit verstanden und akzeptiert wird. Die depressive Reaktion kann auch durch die Einschränkung der Befriedigungsmöglichkeiten mitbedingt oder verstärkt werden. Der Arzt sollte deshalb zusammen mit der Familie immer wieder überlegen, welche Lebensmöglichkeiten dem Patienten aktuell erhalten oder wieder zugänglich gemacht werden könnten. Auf dieses Ziel sind alle Bemühungen um Rehabilitation zu konzentrieren, nicht auf eine illusionäre spätere Resitutio ad integrum.

„Feilschen oder Handeln". Der Patient hat jetzt im Prinzip die Unheilbarkeit seiner Erkrankung anerkannt, er versucht jedoch noch, Aufschub zu erreichen. Das Thema heißt: *„Noch nicht jetzt."* Dieses Feilschen ist Teil des Trauerprozesses. Das mit dem Feilschen oft verbundene große Informationsbedürfnis des Patienten, sein ständiges Fragen nach neuen Behandlungsmethoden usw. kann für den Arzt lästig werden. Dieses Bemühen um Orientierung, diese Versuche des Patienten, die Behandlung selbst zu kontrollieren, sollten im Rahmen der Förderung der Autonomie unterstützt werden, so z. B. die Tendenz vieler Leukämiekranker, genau Buch über ihre Blutwerte zu führen.

„Akzeptation und Sterben". Dies ist nach Frau Kübler-Ross die letzte Verhaltensmöglichkeit. In unserer Erfahrung wird der Tod allerdings nur selten in vollem, bewußtem Einverständnis akzeptiert; viel häufiger beobachtet man ein stilles, mehr oder weniger resignierendes Nachgeben. Akzeptieren heißt eigentlich, sich an die verbliebenen Lebensmöglichkeiten akkommodieren können; dies gelingt leichter bei einer stabilen Regulation des Selbstsystems und guten inneren und äußeren Objektbeziehungen, d. h. wenn ein Patient sich mit sich selbst zufrieden und mit seinen Bezugspersonen im Einklang fühlt. Auch wenn die Möglichkeiten verbaler Kommunikation abnehmen, kann der Arzt noch viel für seinen Patienten tun; so kann er versuchen, die jeweils aktuellen Beschwerden zu mindern, mit dem Kranken sorgfältig den Gebrauch von Analgetika und Sedativa zu besprechen und darauf zu achten, daß die Befriedigung menschlicher Grundbedürfnisse in angemessener Form sichergestellt ist.

Palliative Therapie und Sterbebegleitung durch den Hausarzt

Sind alle kurativen Maßnahmen ausgeschöpft und die notwendigen Voraussetzungen gegeben – Bereitschaft der Familienangehörigen und Zusammenarbeit mit Gemeindeschwester oder Sozialstation –, so kann der primärversorgende Arzt palliative Maßnahmen zu Hause durchführen und es so seinem Kranken ermöglichen, zu Hause Abschied zu nehmen und zu sterben. Weisner u. Vagn-Hansen (1986) haben für eine deutsche und eine dänische Praxis gezeigt, daß dies ohne Überlastung des Arztes möglich ist. Abschiednehmen und Sterben verlaufen in der häuslichen Umgebung meist zugleich intensiver und friedlicher als in der medikalisierten Umwelt des Krankenhauses – soweit dort nicht hierfür besonders geplante Einheiten wie Palliativstationen zur Verfügung stehen.

Zu Hause ist es eher möglich, „einen eigenen Tod zu sterben", im Krankenhaus stirbt man eher „den Tod, der zu der Krankheit gehört, die man hat", „einen von den an der Anstalt angestellten Toden", wie Rainer Maria Rilke 1909 in „Die Aufzeichnungen des Malte Laurids Brigge" schreibt. Dabei stellt er die Frage: „Wer gibt heute noch etwas für einen ausgearbeiteten Tod?"

In der vertrauten Umgebung kann die Konfrontation mit dieser „Grenzsituation" (Jaspers 1953) unseres Daseins eher zugelassen werden als in der medizinischen Institution, die so überwiegend auf kuratives Handeln eingerichtet ist.

Grenzsituationen „wandeln nicht sich, sondern nur ihre Erscheinung; sie sind, auf unser Dasein bezogen, endgültig. Sie sind nicht überschaubar, in unserem Dasein sehen wir hinter ihnen nichts anderes mehr. Sie sind wie eine Wand, an die wir stoßen, an der wir scheitern. Sie sind durch uns nicht zu verändern, sondern nur zur Klarheit zu bringen" (Jaspers 1956). In der medizinischen Institution wird diese Situation schon durch den Aufwand instrumenteller Arbeit und vor allem durch das Mißverhältnis zwischen instrumenteller und emotionaler Arbeit meist weitgehend „verschleiert". Existenzphilosophen wie Jaspers oder Camus sahen in Grenzsituationen dagegen eine, wenn nicht die Chance des Menschen, zum Wesen seiner Existenz vorzudringen, sich zu verwirklichen, den Sinn seines jeweiligen Lebens zu finden. „Auf Grenzsituationen aber reagieren wir entweder durch Verschleierung, oder wenn wir sie wirklich erfassen, durch Verzweiflung und durch Wiederherstellung: wir werden wir selbst in einer Verwandlung unseres Seinbewußtseins" (Jaspers 1953). Konfrontiert mit der Grenze kann die durch die Übernahme von Rollen bedingte Verzerrung der Person wegfallen und eine neue Authentizität beim Sterbenden selbst, aber auch bei seinen Bezugspersonen und in den gegenseitigen Beziehungen erscheinen.

In Edward Munchs Bild „Tod im Krankenzimmer" (Abb. 2) ist nicht die tote Person Hauptgegenstand der Darstellung, die hohe Rückenlehne des Korbsessels verbirgt den Blick auf sie; wir nehmen nur die Angehörigen wahr; Munch stellt mit der ihm eigenen Radikalität ihre Betroffenheit dar. Eine vergleichbare Szene ist im Krankenhaus kaum vorstellbar, die Institution fördert bei allen Beteiligten eher die Fortsetzung des Rollenspiels.

Die Betreuung unheilbar Kranker, Sterbender und ihrer Angehörigen stellt auch für den primärversorgenden Arzt oft eine große Belastung dar. Hier benötigt er die Fähigkeit, zwischen Nähe und Distanz zu

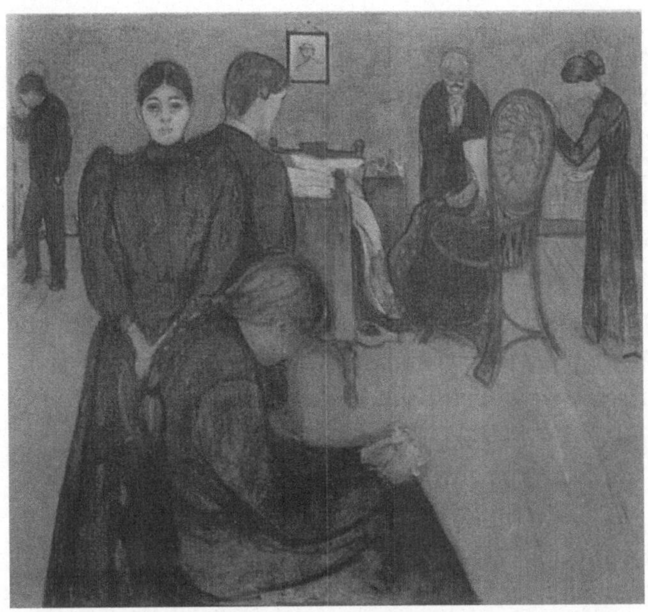

Abb. 2. Edward Munch: „Tod im Krankenzimmer", 1895. (Oslo, Nasjonal Galleriet)

wechseln, in besonderem Maße: Will er sich in den Kranken einfühlen, muß er sich vorübergehend mit ihm identifizieren können; setzt er sich zu sehr an die Stelle des Patienten, verliert er die Distanz, die ihn selbst emotional schützt und professionelle Versorgung erst ermöglicht. Jeder wird den seiner Person entsprechenden Stil selbst finden müssen; dabei kann es jedoch nicht – wie meist auch noch heute in der Ausbildung – darum gehen, die eigenen Gefühle auszuschalten, sondern wir sollten in die Lage kommen, unsere Gefühle auf die Wirksamkeit gegenüber dem Patienten hin zu reflektieren. Dies ist ein Lernziel der sog. „Balint-Gruppen".

Gelingt die Sterbebegleitung durch den Hausarzt, so kann sich die Sterbehilfe zugleich auch als Lebenshilfe für die Familie erweisen.

Manchmal gelingt es dem Arzt, dazu beizutragen, daß die Trennung durch den Tod zu einer Erfahrung wird, von der Rainer Maria Rilke in dem Gedicht „Todeserfahrung" vom 24. Januar 1907 spricht:

*Wir wissen nichts von diesem Hingehn, das
nicht mit uns teilt. Wir haben keinen Grund,
Bewunderung und Liebe oder Haß
dem Tod zu zeigen, den ein Maskenmund*

tragischer Klage wunderlich entstellt.
Noch ist die Welt voll Rollen, die wir spielen,
Solang wir sorgen, ob wir auch gefielen,
spielt auch der Tod, obwohl er nicht gefällt.
Doch als du gingst, da brach in diese Bühne
ein Streifen Wirklichkeit durch jenen Spalt
durch den du hingingst: Grün wirklicher Grüne,
wirklicher Sonnenschein, wirklicher Wald.

Wir spielen weiter. Bang und schwer Erlerntes
hersagend und Gebärden dann und wann
aufhebend; aber dein von uns entferntes,
aus unserm Stück entrücktes Dasein kann

uns manchmal überkommen, wie ein Wissen
von jener Wirklichkeit sich niedersenkend,
so daß wir eine Weile hingerissen
das Leben spielen, nicht an Beifall denkend.

Literatur

Antonovsky A (1987) Unraveling The Mystery of Health. How people manage stress and
  stay well. Jossey-Bass, San Francisco
Heim E, Willi J (1986) Psychosoziale Medizin, Bd 2: Klinik und Praxis. Springer, Berlin
  Heidelberg New York Tokyo
Jaspers K (1953) Einführung in die Philosophie. Piper, München
Jaspers K (1956) Philosophie. Springer, Berlin Heidelberg New York Tokyo
Köhle K, Simons C, Kubanek B (1990) Zum Umgang mit unheilbar Kranken. In: Adler
  R, Herrmann JM, Köhle K, Schonecke OW, Uexküll T von, Wesiack W (Hrsg) Psycho-
  somatische Medizin, 4. Aufl. Urban & Schwarzenberg, München, S 1204–1251
Kübler-Ross E (1971) Interviews mit Sterbenden. Kreutz, Stuttgart
Meerwein F (Hrsg) (1981) Einführung in die Psychoonkologie, 2. Aufl. Huber, Bern
Schadewaldt H (1969) Der Arzt vor der Frage von Leben und Tod. Klin Wochenschr
  47:557–568
Strauss A, Fagerhaugh S, Suczek B, Wiener C (1980) Gefühlsarbeit. Ein Beitrag zur
  Arbeits- und Berufssoziologie. Kölner Z Soziol Soz Psychol 32:630–651
Weisner E, Vagn-Hansen C (1986) Betreuung von Sterbenden in der Allgemeinpraxis.
  Allgemeinmedizin 15:184–186

Anschrift des Verfassers

Prof. Dr. med. Karl Köhle
Institut für Psychosomatik und Psychotherapie
der Universität zu Köln
Joseph-Stelzmann-Str. 9
5000 Köln 41

Brustkrebskranke Frauen im Umgang mit Verstümmelung und Tod

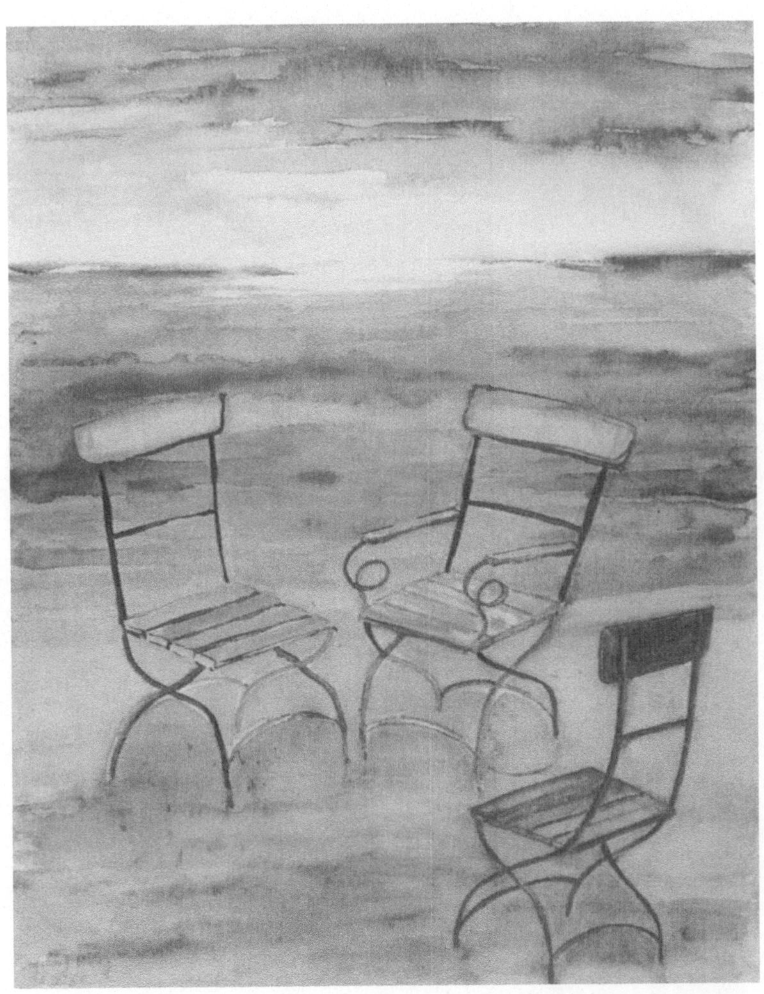

Gespräche von Frau zu Frau im Krankenhaus; gibt es das oder was macht uns hilflos und stumm im Umgang mit brustoperierten Frauen?

„Wollen sie auch mal Kinder haben?" So fragte mich vor Jahren eine junge Frau, als ich vergeblich versuchte, sie zu trösten. Sie weinte darüber, daß man ihr in der Klinik beide Brüste operativ entfernt hatte. Mein Trost war ungelenk und phrasenhaft. *„Sie werden sich schon daran gewöhnen, es wird schon werden"*, hatte ich gemeint. Auch ich fühlte mich überfordert, als sie mich fragte, was sie nun ihrem Mann sagen solle, sie sei doch noch nicht lange verheiratet und sie hätten sich eben gerade erst ein Haus gebaut. Beide hätten in der letzten Zeit oft darüber gesprochen, sich ein Baby anzuschaffen. *„Mein Mann hat meine Brüste immer so gemocht, und wenn ich ein Kind bekomme, kann ich es nicht stillen. Was soll ich bloß meinem Mann sagen? Er ist so lieb und will mir helfen, aber diese Wunden, diese Narben, das sieht doch eklig aus. Ich ekle mich ja vor mir selbst. Wie soll das nur weitergehen?"*

Heute verstehe ich ihre Fragen besser als damals. Ich bin gar nicht auf sie eingegangen, habe keine Stellung bezogen als Frau und an ihr vorbeigesprochen.

Sicher war ich zu jung, gerade im ersten Jahr meiner Krankenpflegeausbildung, und heillos überfordert, mich mit intimsten menschlichen Nöten von Patientinnen auseinanderzusetzen. Zu erkennen, daß ich trotz großem Engagement für diese Art der Begegnung von Frau zu Frau nicht gewappnet war, machte mich hilflos und letztlich so krank, daß ich meine Ausbildung fast abgebrochen hätte.

Das Erleben, daß hier Frauen waren, die dringend einer kompetenten menschlichen Hilfe bedurft hätten, die ich gar nicht geben konnte, deprimierte mich tief. So eine ältere Frau, die innerhalb von 1½ Jahren erst die eine und danach die andere Brust abgenommen bekam und bei der während einer Routinekontrolle ein neuer Tumor im Genitalbereich sowie Knochenmetastasen in der Wirbelsäule gefunden wurden. Sie konnte nach der Operation nicht aufstehen, beide Arme waren nur sehr begrenzt zu bewegen, da sie durch Lymphstau stark angeschwollen waren. Sie fühlte sich wie ein ‚hilfloser Maikäfer'. Während ich sie pflegte, weinte sie vor sich hin. Sie wolle tot sein, sie fühle sich wie ein Stück Vieh, zu nichts mehr zu gebrauchen. Sie habe sich solche Hoffnungen gemacht, und nun das. Warum man sie nicht gleich bei der Operation habe sterben lassen, sie sei für alle nur noch eine Last. Auch ihre Familie hätte doch kaum Zeit für sie, alle müßten auf dem Feld arbeiten, da der kleine Bauernhof sich sonst nicht mehr tragen würde. Sie ekle sich schon vor sich selbst. Daß ich, so ein junges

Ding, sie waschen müsse, ihr ganzes Elend sehen, daß sie so siech sei und so hilflos. Mein Versuch, es ihr leicht zu machen, sich nicht schämen zu müssen, indem ich sagte, das gehöre doch zu meinem Beruf, ging schief. Warum sie anschließend schwieg und nicht mehr mit mir sprach, habe ich erst später verstanden. Ich bin überhaupt nicht auf ihre sehr persönliche Frage eingegangen, ich habe mich hinter einer allgemeinen Aussage versteckt, weil ich die tiefe Verzweiflung und ihre Angst, darüber sprechen zu müssen, daß sie sterben könnte und dabei allein zu sein, bewußt gar nicht wahrgenommen habe.

Ich war mit 17 Jahren einfach überfordert, täglich zu erleben, nicht helfen zu können, obwohl ich mich doch gerade deshalb für diesen Beruf entschieden hatte. Es bedeutete für mich sicherlich eine Versagenssituation, der ich damals noch nicht gewachsen war. Das tägliche Leid, die Unsicherheit und die Verzweiflung der Frauen auf der operativen Station machten mich selbst unsicher. Ich geriet in einen inneren Konflikt. Auf der einen Seite wollte ich Trost und Hilfe geben, auf der anderen Seite hatte ich keine Handlungsalternative, denn hier konnte ich nicht helfen. Ich konnte nicht gesund machen oder froh; von dieser Vorstellung war ich bei meiner Berufswahl sicher ausgegangen. Nun war ich konfrontiert mit meinem eigenen Geschlecht und, damit verbunden, mit Elend und Tod.

Viele Frauen auf dieser Station zeigten mir durch ihr Schicksal täglich mein eigenes auf, das möglicherweise eines Tages auch auf mich zukommen könnte.

Angst vor Isolation

Ich bekam Angst, daß mir das auch passieren könnte, daß ich plötzlich ein Karzinom bekommen könnte, meine Brüste amputiert werden müßten und ich meine kaum ausgeprägte Selbstfindung als Frau nie erreichen würde. Daß ich ebenso hilflos sein könnte wie die Patientinnen und niemand da wäre, der sich für mich und meine seelischen Nöte interessierte.

Die Ärzte hatten kaum Zeit mit den Frauen zu sprechen, da sie oft im OP waren. Die Schwestern hatten auf der 40-Betten-Station auch keine Zeit und huschten durch die Gänge – waren kaum erreichbar. Die Angehörigen kamen nach kurzer Zeit auch nicht mehr so oft zu Besuch. Die soziale Isolierung und das Alleinsein mit einem zerstörten Körper sowie die Trostlosigkeit schilderte eine junge Frau, die zu

Hause einen 4jährigen Sohn hatte, den ihre Schwiegermutter versorgte.

„Ich bin doch keine vollwertige Frau mehr, ohne Brust. Was bin ich denn noch? Was nützt mir denn die Prothese? Die nehme ich doch abends ab. Glauben Sie denn, daß mein Mann mich noch streichelt? Ich bin höchstens ein Neutrum. Die brauchen mich doch zu Hause schon jetzt nicht mehr. Mein Mann hat kaum noch Zeit, mich zu besuchen. Mein Sohn wird von meiner Schwiegermutter versorgt und kennt mich nach 3 Wochen auch kaum noch. Für wen habe ich denn noch eine Bedeutung? Ich hasse mich. Ich wünschte, ich wäre tot."

Mein Wunsch, zu helfen und es doch nicht zu können, lähmte mich. Nach 2 Monaten Dienst bekam ich eine schwere Karzinophobie; ich hatte massive Ängste, selbst krebskrank zu sein. Im nachhinein wurde mir erst klar, daß die Krankheit mir ermöglichte, meine Motivation, Krankenschwester zu werden, zu hinterfragen und meine eigenen Ängste vor Tod, Sterben und Verstümmelung zur Kenntnis zu nehmen und mich auch damit bewußt auseinanderzusetzen.

Dieses bewußte Hinterfragen half mir, eine ganz andere Verständnisebene zu den betroffenen Krebskranken herzustellen. Ich hatte am eigenen Körper und in der Seele erlebt, was es heißt, todkrank zu sein. Vom Leben Abschied zu nehmen, wenig Verständnis von der Umwelt zu bekommen, abgespeist zu werden in meiner Angst mit Phrasen wie: *„Das wird schon wieder; es wird nichts so heiß gegessen wie's gekocht wird; Du bist doch noch so jung; das bildest Du Dir ein; nehmen Sie's doch nicht so schwer; es wird schon nicht so schlimm werden; man muß eben immer hoffen."* Es machte mich mutlos und letztlich sprachlos, da mich ja eh niemand mehr in meiner Angst verstand. Gerade diese Haltung ist mir später immer wieder im Umgang mit Kolleginnen begegnet, die in einer Frauenklinik arbeiten. Ich hörte öfter, daß diese Patientinnen alle so abgewandt, so still, ja sogar aufbrausend abweisend seien, daß es dadurch ganz unangenehm sei, sich um sie zu kümmern.

Ich denke mittlerweile, daß das Verhalten der Frauen durch Unverständnis für sich selbst, durch Angst und Verunsicherung entsteht. Aber sicher oft auch durch die ungewollte abweisende Haltung ihrer Umgebung.

Das fängt an bei der ungenügenden Information über die Erkrankung von seiten der Ärzte.

So sagte einmal ein Arzt zu einer 60jährigen Frau auf ihre Frage nach den neuesten Befunden: *„Ach, das braucht Sie im einzelnen nicht* *zu beschäftigen, da werden Sie nur unruhig, das überlassen Sie mal mir."* Sie fühlte sich behandelt wie ein unmündiges Kind und fand, daß diese Haltung ihre Unsicherheit und Angst nur noch verstärkt habe. Dies veranlaßte sie, den Arzt zu wechseln. Für sie war Wahrhaftigkeit und Respekt das, was sie von einem Arzt erwartete. Sie wollte mit ihm zusammenarbeiten, aber nicht für dumm verkauft werden, deswegen mußte sie von ihm weg.

Auch das „Nicht-aufgeklärt-werden" kann zu einem riesigen Problem führen. So weinte einmal eine Patientin, als sie von ihrem Nachbarn, der sie im Krankenhaus besuchte, erfuhr, daß sie Krebs hat:

„Der Arzt hat nur meiner Mutter gesagt, daß ich so schwerkrank bin. Als ich ihn zur Rede stellte, sagte er mir, er wollte mich nur schonen. Stellen Sie sich das vor, alle wußten, wie schlecht es mir geht, nur ich, die es am meisten betrifft, wußte nichts. Ich komme mir wie betrogen vor, zu diesem Arzt habe ich kein Vertrauen mehr."

Auch die unsichere Haltung mancher Schwestern macht es den Frauen schwer, über ihre Befürchtungen und Ängste zu reden. Diese unsichere Haltung wird oft durch das „Nicht-aufgeklärt-sein" der Patienten ausgelöst. Denn wenn die Patienten so direkte Fragen stellen: *„Habe ich denn Krebs, Schwester?"* oder: *„Muß ich jetzt sterben?"*, können wir kaum auf solche Fragen antworten, da wir keine Diagnosemitteilung machen dürfen.

Wir kommen in eine zwiespältige Situation. Auf der einen Seite kennen wir alle Befunde der Patientinnen, und auf der anderen Seite müssen wir vor ihnen so tun, als ob wir nichts wüßten. So haben wir abwehrende Antworten parat, wie: *„Ich kenne die Befunde noch nicht"* oder: *„Das müssen Sie Herrn Doktor fragen, ich weiß es nicht."* Die Patienten bekommen dann häufig den Eindruck, daß die Schwestern inkompetent sind oder daß sie kein Interesse an ihnen haben. So sagte mir einmal eine Patientin: *„Wenn Sie nicht wissen, was ich habe, wie können Sie mich dann pflegen?"*

So verhindert eine ungeklärte Situation sehr häufig ein tragfähiges und offenes Gespräch miteinander, was eine Entlastung der Kranken mit sich bringen könnte.

Auch die brüske Abwehr der Angehörigen aus Angst vor Ansteckung kann eine absolute Verletzung der Kranken mit sich bringen. So verlangte einmal die Tochter einer älteren Frau Handschuhe, als ich sie um Hilfe beim Waschen ihrer Mutter bat, damit sie ihre Mutter nicht anfassen müsse. Als die Tochter gegangen war, weinte die Patientin hemmungslos und meinte zu mir: *„Das dürfen wir meiner Tochter nie wieder sagen, die faßt mich nicht gerne an!"* Hier ist das Hinterfragen meiner eigenen Haltung, und was den Patientinnen in ihrer Not wirklich hilft, ein wichtiger Schritt, die Sprachlosigkeit zugunsten einer Aufarbeitung des lebensbedrohlichen Zustandes aufzulösen. Denn es sind wohl weniger die guten Befunde, als oft vielmehr die Fachkompetenz und ein offener menschlicher Kontakt, der von Tragfähigkeit und Verständnis geprägt ist, die eine solche Aufarbeitung und Entlastung möglich machen.

Auch das Anleiten der Angehörigen und das Verständnis für ihre Probleme im Umgang mit den Kranken hilft häufig, Mißverständnisse und Ängste abzubauen und einen besseren Zugang zu den Kranken zu gewährleisten.

Störungen des Körperbildes

Mit dieser ganzheitlichen Einstellung und dem Verstehen meiner eigenen Angst konnte ich später anders auf Patientinnen eingehen, die unter schwersten Körperschemastörungen litten. Diese waren oft nur Ausdruck dafür, daß die Frauen Angst hatten, mit ihren Partnern über ihre Beschwerden zu sprechen, und ebenso Angst hatten, nicht mehr geliebt zu werden. Diese Ängste und Trauergefühle im Gespräch zu akzeptieren und zu verstehen, ihnen zu sagen, daß ich es normal finde, wenn sie unter dem Verlust ihrer Brüste leiden und sich fremd vorkommen, ermöglichte es den Patientinnen oft, sich zu öffnen und ihre Probleme ganz direkt anzusprechen.

So wie eine sehr körperbewußte junge Frau, die vor dem Krankenhausaufenthalt viel Sport getrieben hatte. Nach einem längeren Gespräch erzählte sie mir, wie sehr sie darunter litt, daß sie nach der Operation auf keinen Fall mehr in die Sauna, Tennisspielen und Schwimmen gehen könne. Sie sei immer so stolz auf ihre perfekte Figur gewesen und nun sei sie ein Krüppel. Niemand würde sie verstehen, auch der Arzt hätte sie nur trösten wollen mit den Worten: *„Seien Sie doch froh, daß Sie verheiratet sind, da brauchen Sie sich keinen Mann mehr zu suchen."* Das sei doch eine Unverschämtheit. Daß sie sich kaputt, zerstört und häßlich vorkomme, könne eben niemand verstehen. Sie würde nie wieder ein normales Leben führen. Die Kontakte zu ihren Sportkameradinnen würde sie abbrechen. Niemals würde sie sich in ihrer Schande zeigen.

Weiter sagte mir einmal eine ältere Frau:

„Das ist ja, als ob ich eine Verbrecherin wäre, zu all den Narben nun auch noch der Haarausfall. Wissen Sie, wenn Sie in den Spiegel schauen und sich selbst nicht mehr erkennen, wie kann ich denn dann von meiner Familie erwarten, daß sie mich noch mag?"

Ein vorsichtiges Fragen nach anderen Werten einer Beziehung kann manchen Frauen helfen, sich in einer neuen Rolle zu verstehen und sich wieder „wertvoll" zu finden. Eine ältere Dame schilderte mir, daß sie zwar nicht mehr laufen könne und eingepfercht in ihr Korsett in der Küche liegen müsse, aber die ganze Familie hole sich bei ihr Rat; auch was es zu essen geben sollte, würde sie von ihrem Sofa aus bestimmen. Sie fühle sich, wie lange nicht mehr, als Mittelpunkt der Familie. Das sei eine ganz neue Erfahrung, die sie im Angesicht des Todes gemacht habe. Sie sei befreit von einer Last, könne sich geben wie sie wolle, ohne Rücksicht auf äußere Zwänge, und sie würde jeden Tag ganz bewußt genießen.

Diese Haltung habe ich bei einigen Frauen angetroffen, die in der Lage waren, sich offen mit ihrer doch oft zum Tode führenden Krankheit auseinanderzusetzen.

Die Frage nach der Schuld

Die Suche, was an ihrer Krankheit schuld sein könne, was sie verursacht haben könne, ist ein wichtiges Thema bei der Begleitung dieser Patientinnen. Oft werden die Ursachen des Krebses im seelischen Bereich gesucht; so etwa, laut Aussagen der Frauen, weil:

- *„Ich habe mein Kind nicht geliebt."*
- *„Mein Mann ist so früh gestorben, und ich hatte so wenig Zeit für mich und die Kinder."*
- *„Ich war immer im Streß und habe mir nie eine Freude gegönnt. Meine Scheidung hat mich eben sehr belastet."*
- *„Ich mußte schon immer viel einstecken von anderen Leuten, das rächt sich jetzt."*

Auch körperliche Ursachen der Krebserkrankung werden gesucht, nach meiner Meinung oft bagatellisiert, damit die Schwere der Erkrankung nicht wahrgenommen werden muß. Frauen erzählten mir:

- *„Ich habe mir die Brust sehr hart angeschlagen, und deswegen ist ein Karzinom entstanden."*
- *„Ich hatte immer eine Brustentzündung nach der Geburt, und das wird sich abgekapselt haben."*
- *„Meine Kinder sind immer auf mir rumgetobt und haben mich angestoßen, das wird die Brust geschädigt haben."*
- *„Der Büstenhalter hat immer so gescheuert."*
- *„Im Büro haben alle geraucht, und das ist sehr krebsgefährdend."*

Alle diese Aussagen sind der Versuch zu vermeiden, sich direkt mit ihrem Körper, ihrem „Versagen" auseinanderzusetzen. Die Schuldzuweisung äußeren Gegebenheiten zuzuschreiben, ist bei weitem nicht so belastend wie darüber nachzudenken, daß man jetzt einer Situation ausgeliefert ist, die man scheinbar nicht mehr beeinflussen kann.

Dazu kann auch gehören, daß die Patientinnen am Anfang auf keinen Fall ihre Wunden anschauen, geschweige denn versorgen wollen. Es wäre eine zu starke Konfrontation mit ihrem verstümmelten Körper und ein Zur-Kenntnis-nehmen-müssen, daß sie „keine Frau mehr" seien. Das erklärte mir einmal eine Patientin, als ich ihr sagte, daß die Narbe reizlos verheile und sehr gut aussehe.

Brüsk meinte sie zu mir: *„Das können Sie nicht verstehen, Sie haben Ihre Brust ja noch."* Sie fühlte sich wie ein Mann und hatte ihre Identität verloren.

Schwestern und Ärzte geraten häufig in Konflikte, wenn Patientinnen sie dafür verantwortlich machen, daß es schlechter geht. So sagte mir einmal eine Patientin: *„Erst seitdem ich hier bin, geht es mir richtig schlecht. Die Untersuchungen machen mich ganz verrückt. Sie zapfen mir so viel Blut ab, daß es kein Wunder ist, wenn ich schwerkrank werde."* Auch von den Angehörigen erleben wir in der Pflege häufig Angriffe, daß die Patienten nicht gut versorgt seien. Ein Mann schimpfte schrecklich mit mir, weil ich beim Waschen und beim Zur-Seite-drehen seiner Frau ihr Schmerzen verursachte. Als sie still vor sich hin jammerte und über Schmerzen klagte, meinte er vorwurfsvoll zu mir: *„Sie tun wohl alles, damit es meiner Frau schlechter geht."*

Dieses Suchen nach der Schuld von außen oder nach einem Außenfeind verstehe ich heute als den Versuch, sich von der Verantwortung zu befreien, ein schweres Schicksal meistern zu müssen. Die ständige Auseinandersetzung mit Tod und Sterben kann sowohl für die Patientinnen als auch für deren Angehörige eine unlösbare Aufgabe sein. Hier ist unser Verständnis für die Hintergründe dieses Verhaltens eine Möglichkeit, Konflikte eher zu vermeiden.

Eine 24jährige Frau sagte einmal:

„Zusehen zu müssen, wie Sie abends Ihren Kittel ausziehen und einfach in Ihr Privatleben gehen, sich Ihrer Familie zuwenden oder Ihrem Freund, macht mich hilflos und ärgerlich. Als ich die Diagnose Krebs mitgeteilt bekommen habe und anfing zu weinen, meinte der Arzt zu mir: ‚Seien Sie doch froh, daß der Knoten noch so klein ist, da tut es doch eine Amputation auch. Sie haben ja noch die andere Brust.‘ Ich war verzweifelt und gleichzeitig wütend, weil ich bei mir gedacht habe, der kann doch gar nicht ermessen, wie eine Frau sich fühlt, wenn sie eine Brust verliert.“

Denn häufig ist der Verlust der Brust für die Frauen eine viel größere Belastung als die Diagnose Karzinom.

Eine andere Frau erzählte mir, daß sie nach der Diagnosemitteilung in einem Schockzustand die Operationseinwilligung unterschrieben habe, ohne zu wissen, was es bedeutet, aufzuwachen und eine Brust weniger zu haben. Sie meinte:

„Ich war in einem Zustand zwischen Tobsucht und Wahnsinn, als ich feststellen mußte, daß ich einseitig verstümmelt war; ich fühlte es wie eine Schändung. Ich habe den Ärzten, wie von Sinnen, immer die Schuld gegeben, daß sie die „verkehrte“ Brust abgenommen haben, denn die rechte Brust, wo der Knoten war, war immer meine Lieblingsbrust, weil sie schöner war als die linke und nicht krank sein durfte, nach meiner Vorstellung.“

Ich glaube, daß unser Verständnis für solche individuellen Betrachtungsweisen des Körperbildes einer Frau dazu führen würde, daß wir nicht auf jede Reaktion der Patientin, die uns unverständlich ist, negativ reagieren. Wenn wir ihre Gefühle und Ängste abwehren, sollten wir ebenso bedenken, daß wir dabei verleugnen, selbst je so krank werden zu können. Das wäre sehr hilfreich für die tragfähige Beziehung. Auch das Verständnis, daß es natürlich ist, daß diese Frauen auf unsere Unversehrtheit eifersüchtig sind, würde unsere täglichen Begegnungen sicher unkomplizierter und menschlicher gestalten.

Eine Patientin faßte das folgendermaßen zusammen:

„Daß Sie mich so akzeptiert haben, wie ich war, so unbequem, so hilflos, so ablehnend, ja oft aggressiv, hat mir sehr geholfen, mich mit meiner Krankheit konstruktiv auseinanderzusetzen und sowohl mit meinem Mann als auch mit meinen Kindern ganz offen über meine Ängste und Bedürfnisse zu sprechen.

Auch die Hilfe im sozialen Bereich, wie Prothesen und sonstige Versorgung sowie die Mitgliedschaft in der Selbsthilfegruppe brustamputierter Frauen hat mir das Leben wieder lebenswert gemacht."

Literatur

Köhle K, Böck D, Grauhan A et al. (1977) Die internistisch-psychosomatische Krankenstation. Recom, Basel

Zenz J (1989) Bericht über die Betreuung eines jugendlichen Krebskranken. In: Uexküll T von (Hrsg) Psychosomatische Medizin. 4. Aufl. Urban & Schwarzenberg, München

Zenz J (1989) Die Haut als Spiegel der Seele. Deutsche Krankenpflege Zeitschrift 7:422–425

Zenz J (1990) Weiterbildungsprojekt „Patientenzentrierte Pflege in Ulm". Deutsche Krankenpflege Zeitschrift 5:328–331

Anschrift der Verfasserin

Jutta Zenz
Steinhövelstr. 9
7900 Ulm

Psychosoziale Aspekte der Nachsorge mammakarzinomkranker Patientinnen aus der Sicht der Psychosomatik

4

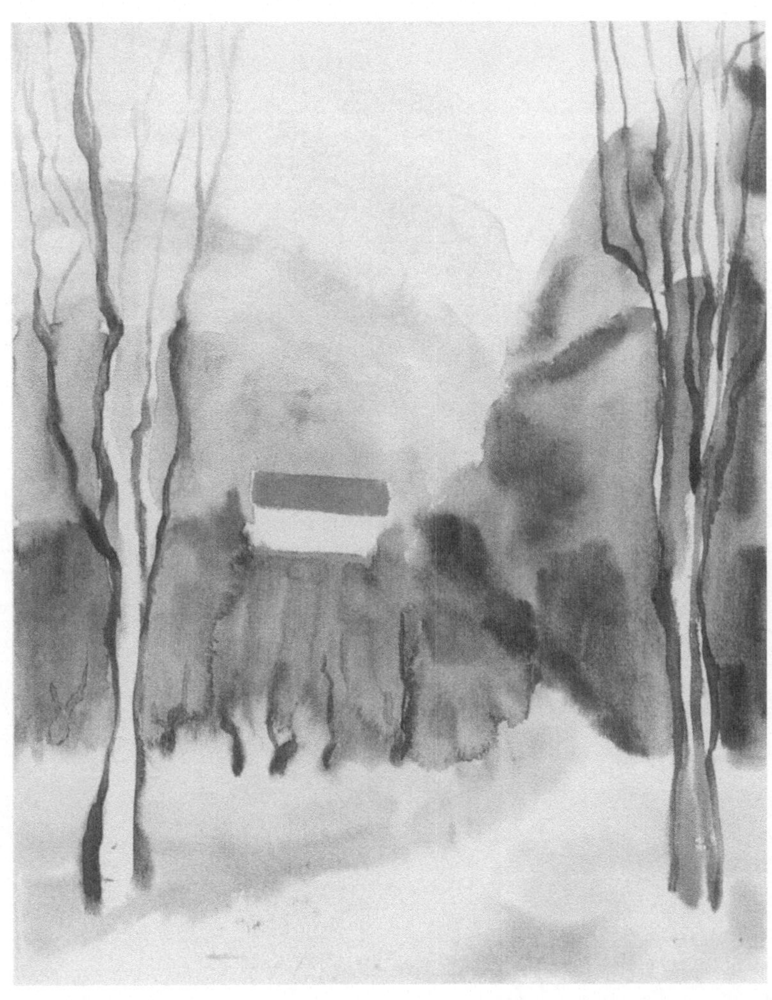

„Mein Körper lebt weiter auf Bewährung", so verleiht die selbst betroffene Schriftstellerin Anne Cuneo (1982) dem Gefühl Ausdruck, das viele Menschen nach einer abgeschlossenen Krebstherapie bewegt: Es ist nicht die Behandlung, die sich bewähren muß, sondern der Kranke; gegenüber Normen, die er eigentlich gar nicht kennt, gegen die er aber verstoßen haben muß, sonst wäre er nicht – so ein naheliegender Kurzschluß – krank geworden.

Menschen, die von schweren, primär unerklärlichen, weil in ihren Ursachen unbekannten, Krankheiten befallen sind, fühlen sich oft zurückgeworfen auf die Stufe kindlicher Abhängigkeit, Hilflosigkeit und Ohnmacht. Das kann auch heißen, daß der Kranke zurückfällt in eine magische Gedankenwelt, in der Unbelebtes belebt, Zufälliges beabsichtigt, Phantasiertes real erscheint.

In dieser Vorstellung wird die Zwitterstellung der Krebskrankheit deutlich zwischen blindem, zufälligem biologischen Geschehen und gezieltem, absichtsvollem selbstverschuldeten Unheil als Vergeltungsaktion durch höhere Mächte. Das Lebensgefühl nach einer durchlittenen Krebserkrankung und -behandlung ist geprägt von dieser Doppelgesichtigkeit: hier vernunftgeleitetes, an den Vorschriften der Medizin orientiertes Handeln, da das Bemühen, dem Krankheitsprozeß einen Sinn abzuringen und die Schicksalsmächte vielleicht durch Opfer gnädig zu stimmen.

In diesem Prozeß begegnen sich zwei Prinzipien des menschlichen Lebens, seine geist-seelisch-sozialen und körperlichen Ausformungen. Den Spannungen, Parallelitäten, Konflikten und deren Lösungen auf leib-seelischer Ebene widmet sich die psychosomatische Medizin. Ihre Aufgabe bei der Betreuung und psychosomatischen Behandlung Krebskranker hat – dem modernen Sprachgebrauch folgend – einen wesentlichen Schwerpunkt in der Unterstützung des Patienten bei der Krankheitsauseinandersetzung, dem „Coping".

Bei onkologischen Erkrankungen dominiert auf den ersten Blick das körperliche Geschehen; zunehmend wird aber auch die Notwendigkeit einer seelischen und sozialen Betreuung erkannt, vor allem wenn die Krebserkrankung und ihre Folgen einen massiven, sicht- und fühlbaren Defekt hinterlassen, wie es die Brustkrebserkrankung tut.

Unter Betreuung wird dabei ein breites Spektrum psychotherapeutischer und psychosozialer Interventionen verstanden, aufgespannt zwischen aktiver Hilfe und Beratung im mitmenschlichen, beruflichen und persönlichen Bereich bis zur Psychotherapie für den Erkrankten und/oder den Familienverband, mit dem Ziel, Hilfe zu leisten beim

Erreichen eines neuen, inneren und aufeinander bezogenen Gleichgewichts mit größtmöglicher Stabilität und Belastungstoleranz.

Brustkrebskranke Frauen bilden die größte Gruppe onkologisch Kranker, die sich um psychosomatische Betreuung bemühen. Dazu trägt sicher einerseits die große Zahl der Betroffenen bei, dann aber auch die Bereitschaft und Fähigkeit von Frauen, sich persönliche Schwierigkeiten einzugestehen und professionelle Hilfe zu suchen. Zusätzlich stellt die Brustkrebserkrankung zusammen mit der sehr belastenden Therapie eine seelische Erschütterung dar, die eine vorbestehende psychische Krankheitsbereitschaft verstärkt oder von sich aus psychosomatische Symptome hervorruft. Die Reaktionen auf den Verlust der Brust werden allerdings bei einer Reihe von Patienten erst mit einer Langzeitwirkung von ca. 2 Jahren deutlich.

In den verschiedenen Krankheitsphasen stellen sich der Psychotherapie unterschiedliche Aufgaben. Die Probleme, für die in den verschiedenen Etappen eines onkologischen Krankheitsgeschehens psychosoziale Hilfe gesucht wird, sind breit gefächert nach den individuellen Lebensumständen, richten sich aber auch nach der Krankheitsentwicklung und dem Therapiekontext; im einzelnen sind in folgenden Situationen krisenhafte Entwicklungen zu erwarten:

- Ertasten eines Knotens und ein erster Krebsverdacht,
- Sicherung der Diagnose und Mitteilung an die Patientin,
- Primärtherapie: Operation, Chemotherapie, Bestrahlung,
- nachtherapeutische Phase und Rückkehr in die alte Lebensumwelt,
- Rezidiv, Progredienz und Sekundärtherapien,
- präterminales und terminales Krankheitsstadium mit therapeutischer Beschränkung auf Palliation und Symptomkontrolle.

Auf das Erleben der Krankheit in den verschiedenen Krankheitsstadien und die Hilfsmöglichkeiten seitens der klinischen Sozialarbeit wird Mechthild Hahn in diesem Buch (s. S. 83) noch ausführlich eingehen; wenn psychosomatische und psychosoziale Versorgung in der Praxis auch kaum voneinander trennbar sind, sollen im folgenden psychotherapeutische Aspekte mehr betont werden, die sich allerdings weniger auf einzelne Krankheitsphasen, als mehr auf das persönliche Erleben der jeweiligen Situationen beziehen.

Als grundsätzliche therapeutische Voreinstellung kann das primäre Anliegen gelten, den Patienten zu verstehen, nicht etwa überzeugen oder nach einem bestimmten Bilde formen zu wollen. Dieses

Prinzip tritt nur dann zeitweilig in den Hintergrund, wenn ein unmittelbarer, akuter Handlungsbedarf in einer Krisensituation bei Entscheidungsunfähigkeit des Patienten besteht.

„Psychotherapie gegen den Krebs"

Gerade weil es für viele Krebsleiden, darunter auch den Brustkrebs, keine naturwissenschaftliche Erklärung gibt, suchen die Erkrankten nach einem Grund – und viele glauben an eine seelische Verursachung; der Volksmund spricht in diesem Zusammenhang vom „Kummerkrebs" oder vom „Krebs der Unglücklichen".

Auch aus wissenschaftlicher Sicht hat man sich inzwischen intensiv mit der Frage befaßt, inwieweit seelische Belastungen das Risiko erhöhen können, an Krebs zu erkranken.

Die Beobachtung, daß Lebensschicksale in der Verursachung auch körperlicher Erkrankungen eine gewisse Rolle spielen, ließ die Vermutung aufkommen, auch im Entstehungskontext maligner Erkrankungen nach solchen Vorkommnissen zu suchen. Sehr rasch schien sich die Annahme zu verfestigen, daß insbesondere unbewältigte Verlusterfahrungen eine Charakterbildung einleiteten, die als „Krebspersönlichkeit" in die Literatur einging. Dieses Persönlichkeitsmuster soll sich vor allem durch folgende Charakteristika auszeichnen: Verleugnung, Verdrängung, vermindertes Gefühlserleben, Selbstaufopferung, Konformität, gehemmte Sexualität und Aggressivität, Neigung zu Hoffnungslosigkeit und Verzweiflung; insgesamt zeichneten sich solche Menschen durch eine „erhöhte Verdrängungstendenz von konfliktgeladenen Triebimpulsen und Gefühlen" aus (vgl. die kritische Übersicht von Hürny u. Adler 1981). Da bei einer Reihe von Krankheiten mit psychosomatischer Komponente (Asthma, Bluthochdruck, Migräne, Psoriasis etc.) ähnliche Konstellationen als Ursachen genannt werden, ist Zweifel an der Spezifität eines solchen Verhaltensmusters angebracht. Es stellt sich zudem die Frage, ob es sich bei den genannten Eigenschaften nicht eher um Zeichen der Auseinandersetzung mit dem Krebsleiden als um vorauslaufende Bedingungen im Ursachenkontext handelt; neuere Untersuchungen zu diesem Thema weisen eher in diese Richtung (vgl. Schwarz 1986). Daraus kann allerdings nicht geschlossen werden, daß psychosoziale Faktoren im onkologischen Krankheitsprozeß keine Rolle spielten. Eine Reihe von Verhaltensweisen wie übermäßiger Tabak- und Alkoholgenuß, ungeschütztes Sichaussetzen von ultraviolettem Licht und möglicherweise auch bestimmte Ernährungsgewohnheiten können das Krebsrisiko erhöhen. Der Umstand, daß viele Menschen trotz besserer Einsicht dieses Verhalten nicht ändern, ist ein nicht immer auf den ersten Blick verständliches psychosoziales Phänomen.

Psychosoziale Bemühungen zur Krebsprävention zielen mit größerer Aussicht auf Erfolg auf klar definiertes Risikoverhalten ab als eine wie auch immer geartete „Krebspersönlichkeit". Selbst wenn ein „Gesunder" bei sich die genannten Persönlichkeitseigenschaften entdeckte und sich in präventiver Absicht an einen Psychosomatiker wendete, sind starke Zweifel angebracht, ob eine solche „Vorsorge" überhaupt möglich ist. Abgesehen vom Zeitdruck, die Persönlichkeitsänderung müßte ja möglichst rasch erfolgen, sind solche tief im Unbewußten verankerten Charakterzüge erst dann therapeutisch zugänglich, wenn sie auf direktem, unmittelbar spürbarem Wege zum psychischen Problem geworden sind und nicht sekundär durch eine theoretische Information beunruhigen.

Die Hypothesen über eine seelische Verursachung von Krebs mögen im theoretisch-wissenschaftlichen Bereich bedenkenswert sein, im Kontext der Tumornachsorge und der psychosozialen Versorgung von Krebspatienten führen sie eher ins Abseits. Sie bringen durch die Unterstellung eines primär psychischen Leidens, das populärwissenschaftlich mit Selbstverschulden gleichgesetzt wird, eine zusätzliche Stigmatisierung und soziale Isolation des Patienten mit sich und lenken von den aktuellen Erfordernissen ab: „Psychosoziale Nachsorge achtet besonders auf die Probleme, die einer Krankheitsverarbeitung im Wege stehen. Sie setzt sich außerdem mit den Spätfolgen bei geheilten Patienten auseinander und berücksichtigt insbesondere das familiäre und berufliche Umfeld. Angestrebt wird, die Lebensqualität zu verbessern und die Beeinträchtigung des Lebens von Patient und Angehörigen so gering wie möglich zu halten, damit eine möglichst weitgehende Teilnahme am normalen sozialen Leben möglich wird" (Sellschopp 1987) – dazu gehört die Reintegration in Familie, Beruf und Gesellschaft.

Im Kontext der psychosozialen Betreuung von Krebspatienten und deren Angehörigen finden psychotherapeutische Ansätze der psychosomatischen Medizin ein breites Anwendungsfeld, wobei den spezifischen Gegebenheiten, z. B. der Klinikumgebung während der stationären Behandlungsphasen, Rechnung getragen werden muß.

Im folgenden werden nun verschiedene psychosomatisch-psychotherapeutische Betreuungsansätze dargestellt.

Krisenintervention, Notfallpsychotherapie

Die Krebserkrankung konfrontiert die Betroffenen mit einer Kette von Ereignissen, die sie an den Rand ihrer Kompensationsfähigkeit führen; bei Patientinnen mit einer Brustkrebsdiagnose wirken eine Reihe von Belastungsaspekten zusammen, die zu einer „fundamentalen emotionalen Schreckreaktion" (Freyberger 1974) führen. Im einzelnen sind es die Krebsdiagnose selbst mit ihren individuellen Implikationen, gegebenenfalls der Verlust einer Brust, körperliche Behinderungen, vor allem im Schulter-Arm-Bereich, soziale Stigmatisierung, Einbruch des Identitätsgefühls und anderes mehr. Dabei ist es nicht nur das Krankheitsereignis an sich, das die Krise hervorruft, sondern die individuelle Bedeutung dieses Traumas, die persönliche Einschätzung der eigenen Bewältigungsfähigkeit und die möglichen Unterstützungsquellen.

Im Krankheitsverlauf – angefangen beim Diagnoseverdacht, der Aufklärung, der Realisierung verstümmelnder und entstellender Therapiefolgen wie Brustamputation, Haarausfall durch Chemotherapie etc., die oft angstbesetzten Nachsorgetermine, bis schließlich Tumorrezidive oder Metastasen auftreten – geraten die Patientinnen in einen seelischen Ausnahmezustand, der gekennzeichnet ist durch angsthaftes Getriebensein, Todesängste bis zur Panik, aber auch hilflose Ohnmacht, Depression oder Wut und Verzweiflung.

Während das offene Ausreagieren der Gefühle zu einer Entlastung führt, halten die Krisensymptome bei der depressiven, nach innen gekehrten Reaktionsweise länger an und leiten einen chronischen Verlauf mit Appetit- und Schlaflosigkeit, Schmerzempfindlichkeit und hypochondrischen Symptomen ein.

Wegen der unkalkulierbaren Impulsivität und Bereitschaft zu Kurzschlußhandlungen besteht oft die Indikation zur Notfalltherapie. Neben der oft notwendigen Verordnung von Schmerzmedikamenten und milden Sedativa kommt es darauf an, spürbar etwas für den Patienten zu tun, ohne jedoch die Krankheitssituation zu bagatellisieren. Die Möglichkeit, Gefühle auszuleben, bringt eine Erleichterung mit sich und erlaubt in einem späteren Schritt, eine Realitätsprüfung vorzunehmen und mittels ausreichender Information für den Patienten die Kontrolle wiederherzustellen. Bei aller Hilflosigkeit im Krisenerleben wünscht der Patient sich zwar Hilfe, möchte aber gleichzeitig seine Selbstbestimmungsfähigkeit erhalten. Parallel zum therapeutischen Einsatz erfährt der Patient eine Stärkung seines Sicherheitsgefühls, wenn für ihn wichtige Personen erreichbar oder anwesend sein können.

Neben der Überwindung des akuten Krisengeschehens hat die Notfallpsychotherapie das Ziel, die meist notwendige Trauerarbeit zu fördern und Veränderungsprozesse zu erleichtern, die auch positive Neuorientierungen eröffnen können, wobei allerdings eine aktive Mitarbeit der im Krisenerleben eher passiv-hilflos erscheinenden Patienten erforderlich ist. Eine gelungene Krisenintervention begründet eine tragfähige Beziehung zum Betreuer, die auch für einen gegebenenfalls weiterführenden therapeutischen Prozeß nutzbar gemacht werden kann. Schon in der Krisenintervention kann erreicht werden, daß der Patient in dosierter Selbstbestimmung über neue Perspektiven nachdenkt und dadurch der Gefahr einer regressiven Entwicklung in eine kleinkindhafte Abhängigkeit mit unauflöslicher depressiver Verklammerung entgeht.

Supportive Psychotherapie

Mehr auf die Förderung der Selbsthilfefähigkeit als auf tatkräftige Hilfe während der Krise zielt eine sich meist anschließende Stützungs- und Ermutigungsbehandlung (Freyberger 1977) ab. Nach Überwinden des Krankheits- oder Diagnoseschocks müssen langfristige Perspektiven gewonnen werden, was einschließt, sich mit den krebsbedingten äußeren Konflikten auseinanderzusetzen, wie der vitalen Bedrohung, einer möglichen sozialen Benachteiligung und der Notwendigkeit, Verzichtsleistung zu erbringen und eine Zukunftsplanung zu beginnen auf dem Hintergrund neu überdachter Lebensziele und Wertsetzungen.

Auf der Basis einer tragfähigen betreuerischen Beziehung, die durch Präsenz und Erreichbarkeit des Betreuers dem großen Sicherheitsbedürfnis Rechnung trägt, wird den Rückzugstendenzen entgegengewirkt, die gerade Patientinnen nach einer Brustkrebsoperation oft zeigen. Neben der Betreuung der Angehörigen und Beratung der Pflegenden sorgt der psychosoziale Betreuer auch für konkrete Hilfen bei der Beantragung sozialrechtlicher und rehabilitativer Angebote. Wenngleich die Wiedergewinnung von Kontrolle und Stabilität durch Stützung, Ermutigung, Gewährung und Wertschätzung der Patientin wesentliches therapeutisches Ziel sind, so schließt das nicht die Anregung zur Verbalisierung auch negativer Affekte aus. Insbesondere Feindseligkeitsgefühle sollten geäußert werden dürfen, um Beziehungsstörungen im Kontext von Aggressionshemmungen und unbewußtem Agieren bzw. Gegenagieren zu verhüten.

Dem Umgang mit der Verleugnung, im Zusammenhang mit der Bewältigung der Krankheitsrealität, ist besondere Aufmerksamkeit zu schenken; je mehr die Krebserkrankung für den Patienten als Existenzbedrohung erlebt wird, um so notwendiger wird die Verleugnung als emotionaler Selbstschutz durch Ausblendung der bedrohlichen Gefühle und Gedanken. Unter dem Schutze einer vertrauensvollen Beziehung können die Patienten meist die Verleugnung schrittweise zurücknehmen und sich mit den Erfordernissen der Realität konfrontieren. Aus betreuerischer Sicht empfiehlt es sich weder das Verleugnungsangebot anzunehmen und Gespräche über Diagnose, Therapie und Prognose zu vermeiden, noch ist es sinnvoll, die Verleugnung möglicherweise noch unter Heranziehung von Beweisen zu widerlegen.

Lebenspartner und Familie sind Teile der Lebenswelt der Patienten; auch sie sind durch die Krebserkrankung eines ihrer Mitglieder – Ehefrau, Mutter, Tochter etc. – stark belastet und nicht selten überfordert, woraus auch beim „gesunden" Angehörigen seelische und Verhaltensprobleme resultieren können. Nicht zuletzt um der kranken Frau ein wichtiges Unterstützungssystem zu erhalten, sollte zumindest der Partner, wenn nicht die ganze Familie ein Betreuungsangebot erhalten, sofern die Patientin das möchte. Nicht selten führen unaussprechbare Ängste zu mangelnder gegenseitiger Resonanz und geringer emotionaler Ansprechbarkeit des Partners und werden somit zu großen Hindernissen der Krankheitsverarbeitung. Voraussetzung dafür, daß die Partner oder Familienmitglieder einander hilfreich sein können, ist allerdings eine nicht allzu gestörte Beziehung, weil diese sonst selbst zu einer Belastungsquelle wird. Aber auch in nicht vorbelasteten Familien und Partnerschaften kann die Qualität der Beziehung leiden, wenn sich die Partner emotional voneinander zurückziehen; das Thema Krebs bleibt ausgespart, Ängste werden verschwiegen. Das Vertrauen aufeinander und die eheliche Zufriedenheit schwinden. Dabei gilt: „Je verstümmelnder die Operation und je einschneidender die Nachbehandlung waren, desto deutlicher waren die psychischen und somatischen Reaktionen bei den Frauen und ihren Männern" (Buddeberg 1986).

Ein wichtiger Aspekt im partnerschaftlichen Zusammenleben ist das intime Miteinander von Mann und Frau, das in Erotik und Sexualität einen wesentlichen Ausdruck findet. Vor allem im Zusammenhang mit Krebserkrankungen fällt das Gespräch über sexuelle Probleme besonders schwer, da hier zwei Tabubereiche – die maligne Erkrankung und die Sexualität – zur Diskussion stehen. Gerade durch die Krebserkrankung aber werden Probleme von Nähe und Sexualität in extremer Weise betroffen. Zwar differiert die sexuelle Wertigkeit der Brust im Erleben der einzelnen Frau beträchtlich, eine Amputation hat jedoch in jedem Falle drastische Auswirkungen auf Körperbild und Körperempfinden, auf das gesamte Selbstgefühl. Die Entfremdung gegenüber der eigenen Leiblichkeit, die schuld- oder schamhaft erlebt wird, beeinträchtigt die Bereitschaft, sich anderen zuzuwenden, erotische und sexuelle Gefühle oder gar Begegnungen zuzulassen. Dazu kommen noch Störungen der Sexualfunktion als Folge der Chemo- und/oder Hormontherapie. Zwar tragen rekonstruktive Brusteingriffe zu einer rascheren Wiederaufnahme sexueller Kontakte bei, inwieweit aber die Sensibilitätsstörungen der Brust beeinträchtigend wirken und somit ein neues Konfliktfeld eröffnen, läßt sich bislang nur im Einzelfall beantworten. Auch den Partnern fällt es oft schwer, sich mit dem veränderten Körperbild der Frau zu arrangieren, wenn nicht sogar irrationale Ängste, z. B. vor Ansteckung (vgl. Verres 1986) enge körperliche Kontakte ganz meiden lassen.

Aus betreuerischer Sicht empfiehlt es sich, den Themenbereich von Sexualität und Körperlichkeit offensiv zu thematisieren; dann wird es auch den Patienten leichter fallen, ihrerseits offen in diesen Konfliktbereich einzutreten. Wobei auch hier festzustellen ist, daß ein Fortbestehen oder die Wiederaufnahme des Geschlechtslebens in Überwindung auch sexueller Funktionsstörungen von der Qualität der Paarbeziehung insgesamt abhängt.

Konfliktbezogene Psychotherapie

So wenig wie jede Krebserkrankung einen ungelösten psychischen Konflikt voraussetzt, so wenig ist andererseits ausgeschlossen, daß Menschen, die an seelischen Erkrankungen leiden, nicht auch zusätzlich an einem Malignom erkranken können. Unsere Sicht einer brustkrebskranken Frau muß also über die Krankheit selber hinaus auch soziale und lebensgeschichtliche Charakteristika miteinbeziehen. Jeder Mensch besitzt Persönlichkeitsanteile, die aufgrund früherer Erfahrungen labil sind, als Ergebnis ungelöster Aufgaben der seelischen Entwicklung. Die daraus resultierenden Stärken oder Schwächen erweisen sich als richtungsweisend in aktuellen Krisenlagen, wenn auf Lösungsmöglichkeiten der Vergangenheit zurückgegriffen wird. Da auf diese Weise oft unangemessene Problemlösungsstrategien versucht werden, wird die Krankheitsbewältigung eher behindert; es entwickeln sich Fehlverhaltensweisen und psychische Symptome. In solchen Fällen kann am ehesten eine konfliktbezogene Psychotherapie hilfreich sein, die auf die lebensgeschichtlich begründeten maladaptiven Einstellungen abzielt.

Eine konfliktbezogene Psychotherapie, auf Erkenntnisse der Psychoanalyse begründet, schließt das Beziehungsgeschehen in Vergangenheit und Gegenwart ein und hat zum Ziel, seelische Kräfte, die an unzeitgemäße Konfliktlösungsversuche gebunden sind, zu mobilisieren und für eine Lösung realer Probleme und Entscheidungen verfügbar zu machen. Bei brustkrebskranken Frauen, die „ihre Krankheit mit Selbstentfremdungs-, Schuld- und Strafgefühlen in Verbindung bringen und welche klare Einsichten in den Ursprung und das Wesen solcher Gefühle und Vorstellungen gewinnen möchten", ist eine solche sich über eine längere Zeit hin erstreckende Therapie indiziert. „Oft ist durch diese Vorgehensweise die Wiederherstellung eines gesunden, der Situation gemäßen Identitätsgefühls und die Einleitung einer echten Trauer über den Verlust von Gesundheit und Todesdrohung möglich" (Meerwein 1988).

Entspannungstherapie

Generelle Ziele psychotherapeutischer Interventionen sind seelische Entlastung und Unterstützung, Hilfe zur Neuorientierung und gegebenenfalls auch die Bearbeitung von innerseelischen Konflikten. Gerade in Zusammenhang mit chemotherapeutischer Nachbehandlung beim Mammakarzinom – aber auch bei anderen Erkrankungsarten – geraten die Patientinnen oft in einen Teufelskreis in dem Sinne, daß die starken Angst- und Panikgefühle, nicht selten aber auch Zorn, das Denken blockieren und die Verspanntheit und damit auch die Beschwerden verstärken, wodurch noch zusätzliche körperliche und seelische Symptome provoziert werden. Das schlechte Image der Chemotherapie stammt größtenteils von diesen psychosomatischen Symptomen, wie Übelkeit, Erbrechen, innere Unruhe, Angst und starke Affektlabilität. Etwa ein Drittel der Patientinnen entwickeln im Laufe der Therapie dieses Beschwerdensyndrom bereits in Erwartung der

Behandlung als sog. konditionierte Reaktion. Auslöser dieser chemotherapieassoziierten Beschwerden können ursprünglich neutrale Wahrnehmungen sein, wie bestimmte Gerüche, Räume, Einrichtungsgegenstände etc., die der Patient mit der Behandlungssituation und den Symptomen verbindet. Viele dieser Beschwerden sind kaum medikamentös beherrschbar; viele Patientinnen möchten auch keine stark dämpfenden Präparate zu sich nehmen. Dieses Beschwerdenbild ist als ein ganzheitliches psychosomatisches Geschehen zu betrachten, das den psychosozialen Betreuer vor folgende Aufgaben stellt:

- dem Teufelskreis aus Angst, innerer Verkrampfung, Übelkeit und Erbrechen gegenzusteuern,
- die Patientinnen bei der Krankheitsbewältigung zu unterstützen und
- eine hilfreiche therapeutische Beziehung anzubieten.

Wir kennen nun einige psychotherapeutische Verfahren, die die Patienten von ihren Belastungen abschirmen, anstatt sie mit den abgeblockten Gefühlen zu konfrontieren. Durch Ablenkung, Beruhigung, auch mittels bestimmter Übungen läßt sich ein Zustand körperlicher und seelischer Entspannung erreichen, in dessen Schutze auch neue gefühlsmäßige Einstellungen gewonnen werden können. Neben Psychopharmaka werden in diesem Zusammenhang das autogene Training und verschiedene Formen der Hypnose angewandt. Im Verfahren der „progressiven Muskelentspannung" (Jacobson 1938) kennen wir eine psychotherapeutische Interventionsform, die besonders geeignet ist, eine muskuläre Entspannung zu induzieren, die sich auch auf die inneren Organe und das seelische Empfinden überträgt. Wie inzwischen mehrere Therapiestudien nachweisen konnten, wird durch dieses Verfahren auch eine wirksame Reduktion von Übelkeit, Erbrechen und anderer psycho-physischer Begleitumstände der Chemotherapie erzielt (vgl. Schwarz u. Kaufmann 1988). Ein weiterer günstiger Effekt einer solchen auf den ersten Blick eher technisch ausgerichteten Psychotherapieform besteht in der Möglichkeit, während dieser Prozedur, die letztlich auch vertrauensbildend wirkt, eine tragfähige Beziehung zwischen Psychotherapeut und Patientin aufzubauen. Dieser primär verhaltenstherapeutische Zugang erlaubt es, die Patienten in ihren berechtigten und verständlichen Ängsten erst einmal zu schützen. Im Zuge der Behandlung aber, die von den meisten Patientinnen als hilfreich erlebt wird, bietet sich die Möglichkeit, Schritt für Schritt Zutrauen zum Therapeuten zu fassen und auf diesem Rückhalt die innere Abwehr schließlich zu lockern. Der Übergang zu einem eher konfliktorientierten Therapiegespräch, das die Gewähr auf eine Stärkung der Krankheitsbewältigungskapazität der Patientinnen bietet, vollzieht sich oft bruchlos im Anschluß an die Entspannungsübungen.

Selbsthilfe

Jede dauerhaft wirksame Hilfe, vor allem im psychosozialen Bereich, will den Patienten zur Selbsthilfe befähigen, ihn vom Helfer unabhängig machen. Selbst wenn dieses Ziel in der medizinischen Versorgung chronisch Kranker, besonders Krebskranker, sich kaum ganz erreichen läßt, sollte das Prinzip einer geteilten Verantwortung angestrebt werden, das dem Kranken einen möglichst breiten Spielraum für eigene Aktivitäten und Entscheidungen läßt.

Gerade aus dem Gefühl heraus, daß sich viele brustkrebskranke Frauen innerhalb der traditionellen Gesundheitsversorgung hinsichtlich ihrer innerseelischen psychosozialen Bedürfnisse als zu kurz gekommen betrachteten, entstand eine breite Selbsthilfebewegung mit dem Ziel der gegenseitigen Stützung, Solidarität und Wertschätzung, die ein Gegengewicht gegen den Rückzug aus dem öffentlichen Leben bot.

Viele Selbsthilfegruppen haben es sich zur Aufgabe gemacht, Patientenbetreuung und psychosoziale Nachsorge zu leisten, wodurch sie in die schwierige Situation gelangen, einerseits Helfer zu sein, andererseits aber auch selber unter dem Damoklesschwert der Krebserkrankung zu leben. Es liegt auf der Hand, daß eine eigene Erfahrung das Verständnis von Leidensgefährten erleichtern kann und im Kontakt mit ebenfalls Erkrankten einen Vertrauensvorschuß bewirkt. Es besteht allerdings die Gefahr, sich durch die Konfrontation mit belastenden Krankheitsschicksalen zu überfordern und am eigenen Anspruch zu scheitern, den Kranken ein besserer Betreuer zu sein als in den eigenen vergangenen Erfahrungen erlebt. Große Aufmerksamkeit ist geboten, sich in der eigenen Betreuungsarbeit nicht ausschließlich von den Prinzipien der Krisenbewältigung leiten zu lassen, die sich im eigenen Krankheitsfall, der vielleicht ganz anders gelagert war, bewährt hatten, und diese anderen Gleichbetroffenen zu verschreiben.

Um diesen Gefahren zu begegnen, suchen immer mehr Angehörige von Selbsthilfegruppen die Möglichkeit, sich auch im psychosozialen Bereich weiterzubilden, Techniken in der Gesprächsführung zu erlernen und in Gruppengesprächen die eigenen Wertsetzungen und Motive zu überdenken. Eine Möglichkeit, beide Aspekte – den der Fortbildung und den der Selbsterfahrung – zu vereinigen und für die Patienten nutzbar zu machen, bieten Fallbesprechungen, die im Stile der Balint-Gruppen helfen, Probleme im Umgang mit Betreuten zu klären. Diesen drei Aspekten – Fortbildung, Selbsterfahrung und Hilfe in der Betreuungsarbeit – tragen die Fortbildungsangebote der Psychosozialen Nachsorgeeinrichtung für Tumorpatienten in Heidelberg (Ernst Moro-Haus, INF 155) Rechnung, wobei gleichzeitig dem Anliegen nach Entlastung und Hilfe zur Bewältigung der immer wieder aufflackernden Bedrohung eigener Krankheitsängste entsprochen wird (vgl. Schwarz u. Wechsung 1990).

Literatur

Buddeberg C (1986) Die krebskranke Frau. In: Stauber M, Diedrichs P (Hrsg) Psychosomatische Probleme in der Gynäkologie und Geburtshilfe. Springer, Berlin Heidelberg New York Tokyo
Cuneo A (1982) Eine Messerspitze Blau. Kimmar, Zürich
Freyberger H (1974) Vom Umgang mit Sterbenden. Therapiewoche 24:35–36
Freyberger H (1977) Ärztlicher Umgang mit Tumorpatienten in psychologisch-medizinischer Sicht. MMW 119:1381–1386
Hürny C, Adler R (1981) Psychoonkologische Forschung. In: Meerwein F (Hrsg) Einführung in die Psychoonkologie, 2. Aufl. Huber, Bern
Jacobson E (1938) Progressive Relaxation. University of Chicago Press, Chicago
Meerwein F (1988) Kritisches zu modernen Heillehren für Krebskranke. Schweiz Ärzteztg 69:96–102
Schwarz R (1986) Persönlichkeitsmerkmale bei Krebskranken – Ursache oder Folge? Z Klin Psychol Psychopathol Psychother 34:205–216
Schwarz R, Kaufmann M (1988) Psychotherapy in support of patients undergoing antineoplastic chemotherapy. In: Senn HJ, Schmidt L (eds) Supportive care in cancer patients. Springer, Berlin Heidelberg New York Tokyo
Schwarz R, Wechsung P (1990) Heidelberger Seminar für Psychosoziale Krebsnachsorge. Heidelberg, Psychosoziale Nachsorgeeinrichtung und Fortbildungsseminar (Ernst-Moro-Haus, INF 155) 1986
Sellschopp A (1987) In: Ministerium für Arbeit, Gesundheit, Familie und Sozialordnung (Hrsg) Nachsorge-Leitfaden Onkologie. Stuttgart 1987
Verres R (1986) Krebs und Angst. Springer, Berlin Heidelberg New York Tokyo

Anschrift des Verfassers

Dr. med. Reinhold Schwarz
Psychosoziale Nachsorgeeinrichtung
Chirurgische Univ.-Klinik Heidelberg
Im Neuenheimer Feld 155
6900 Heidelberg 1

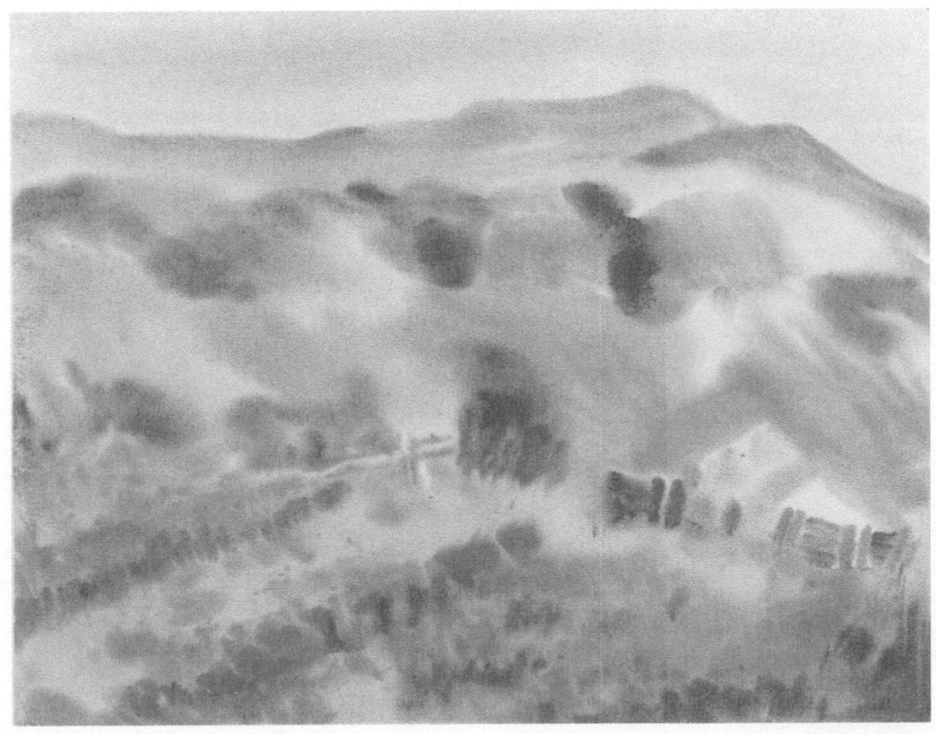

Neulich sagte ein Arzt eher resignierend zu mir: *„Ab einem bestimmten Punkt der Behandlung von Brustkrebs ist sowieso alles nur noch Psychologie."* Er meinte damit den Zeitpunkt der Progredienz, wenn keine der einschlägigen medizinischen Behandlungen das Fortschreiten der Erkrankung mehr stoppen kann.

Tatsächlich ist Brustkrebs medizinisch und psychologisch eine der größten Herausforderungen in der Medizin, sowohl für die Betroffenen selbst als auch für die Behandelnden. Es gibt fast ebenso viele Facetten der Erkrankung, wie es Patientinnen gibt, was bei einer optimalen Abstimmung aller medizinischen und psychologischen Parameter eigentlich zu einer ganz individuellen Behandlung für jede Patientin führen müßte.

Seit 10 Jahren arbeite ich im stationären und ambulanten Bereich psychotherapeutisch mit Krebspatienten. Überwiegend sind es Frauen, die von Brustkrebs betroffen sind. Das liegt zum einen daran, daß diese Frauen – mehr als andere Patienten – Hilfe im Gespräch suchen, bereit sind, sich zu öffnen, und zum anderen auch längerfristig Veränderungen in ihrem Leben anstreben.

Ich möchte in diesem Zusammenhang nicht auf die bereits häufig beschriebenen Probleme des Diagnoseschocks, der Primärbehandlung, der Selbstwertproblematik und der vielen Schwierigkeiten im sozialen Umfeld der Patientinnen eingehen. Ich möchte mich hier auch nicht über die sog. „Krebspersönlichkeit" bei Mammakarzinompatientinnen äußern. Diese Probleme sind häufig kolportiert worden und führen in der konkreten Betreuungssituation eher in eine Sackgasse. Ganz besonders haben mich immer zwei Fragen in meinem Zusammensein mit Krebspatienten beschäftigt, aber speziell auch mit Brustkrebspatientinnen:

Erstens: Wie können die Patientinnen mit einer Situation leben, die ihre normale Wirklichkeit verändert, mit der ständigen Bedrohung, die als Todesbedrohung erlebt wird, mit der Angst vor jeder neuen Diagnostik, vor jeder therapeutischen Maßnahme? Wie können sie damit leben und trotzdem funktionieren, das tägliche Leben meistern, ihre angestammten Rollen in der Familie und im Beruf ausfüllen? Erscheint diese Anforderung des normalen Lebens in der ständigen Bedrohung doch inhuman und fast nicht bewältigbar.

Zweitens: In meiner langjährigen Tätigkeit habe ich gelernt, daß wir uns freimachen müssen von der Vorstellung, daß es auch nur einen Bereich des Krankheitsgeschehens gäbe, der objektivierbar wäre. Sicher gibt es objektive medizinische Kriterien, nach denen die Patientin einer bestimmten Therapie zugeführt wird. Aber ist es für diese Patientin die richtige Therapie? Verträgt sie diese wie erwartet? Was gibt es für Nebenwirkungen? Ganz besonders stellen sich diese Fragen immer wieder bei der Zytostatika-Applikation. Und im psychosozialen Bereich gibt es überhaupt keine objektiven Kriterien.

Benötigt eine Patientin etwa weniger Aufmerksamkeit, weil es ihr scheinbar besser geht als ihrer Bettnachbarin? Wichtig allein ist das subjektive Befinden der Patientin und die Frage, was bedeutet diese Situation für sie, für diese spezielle Frau.

Die Brustkrebspatientin in der Psychotherapie

Der Diagnoseschock und die Primärbehandlung mit den belastenden Therapien bedeuten einerseits für die Patientin extreme körperliche und psychische Erschütterung, andererseits auch eine gewisse Entlastung insofern, als sie ständig beschäftigt ist sowie eine kontinuierliche Ansprache von Ärzten, Schwestern, Angehörigen und anderen Betreuungspersonen hat. Ihr Bewußtsein wird häufig durch vielfältige Ablenkung gleichsam auf Sparflamme gehalten. Als Psychotherapeutin versuche ich in dieser Phase, eine vertrauensvolle Beziehung zu den Patientinnen aufzubauen, sie zu umgeben mit liebevoller Anteilnahme, Störungen in der Kommunikation mit dem Krankenhauspersonal und den Angehörigen auszugleichen und ihr durch Gespräche eine Annäherung an die Tatsache ihrer Krebserkrankung zu ermöglichen. In dieser Phase wird häufig auch schon das verminderte Selbstwertgefühl infolge der Erkrankung und der vielfältigen Abhängigkeiten im Krankenhaus angesprochen.

Die eigentlichen Probleme der Patientinnen beginnen mit ihrer Entlassung. Plötzlich auf sich selbst gestellt, unsicher in ihrer neuen Rolle, müssen sie den Alltag meistern. Entspricht ihr äußeres Erscheinungsbild dem vor der Erkrankung, werden von Familie und sozialem Umfeld häufig auch die gleichen Anforderungen an sie gestellt. Ein Teil der Frauen reagiert darauf mit Überkompensation. Sie wollen nun gerade alles besonders gut und perfekt machen, um auch mit ihrer Beschädigung die alte Anerkennung zu erlangen. Daß sie sich dabei überfordern können und den alten Teufelskreis ihrer psychischen Belastung reaktivieren, ist dabei nur den wenigsten bewußt.

Ein anderer Teil der Patientinnen allerdings reagiert anders. Sie entwickeln ein Bewußtsein dafür, daß die Krankheit ‚ihre‘ Krankheit ist, einen individuellen Charakter und damit auch eine Botschaft für sie hat. *„Warum soll ich so weiterleben wie bisher, wie mir mein Arzt sagte"*, meinte neulich eine Patientin, *„wenn ich doch mit meiner Lebensweise Krebs bekommen habe."* Veränderungen ganz vielfältiger Art schließen diese Erkenntnis ein. Einmal erleben die Patientinnen ihre Umgebung bewußter; häufig wird die Natur, das Zusammensein mit Menschen wieder zum Wert an sich. Sie überdenken ihre sozialen Beziehungen, ihre Kontakte zu Angehörigen und Freunden. Sie fragen nach ihren wirklichen Bedürfnissen und Interessen. Sie entwickeln ein neues Körperbewußtsein und kümmern sich um ihre Ernährung und die Möglichkeiten alternativer Therapien. Zugegebenermaßen übertreiben dabei manche Patientinnen ihre Aktivitäten. Aber meistens reguliert sich das von selbst, entsprechend ihrer Kräfte und ihrer zeitlichen Möglichkeiten.

Diese Patientinnen beginnen überdurchschnittlich häufig mit einer Psychotherapie, weil sie selbst psychische Anteile bei der Genese ihrer Krebserkrankung vermuten. Die Psychotherapie kann dabei ganz unterschiedliche Ziele haben:

– sie kann eine supportive Maßnahme bei der Heilung der Patientin sein;
– sie kann unterstützend wirken mit der impliziten Erwartung, die Prognose wesentlich zu verbessern;
– sie kann in der Metastasierungsphase die Qualität der verbleibenden Lebensspanne entscheidend verbessern.

An die Therapeuten stellt das oft hohe Anforderungen. Wir sollten stringente Therapieschemata vergessen, wir sollten uns statt dessen in vielen Therapieformen heimisch fühlen, um uns ganz flexibel auf die Patientin einstellen zu können. Ich möchte hier auch ausdrücklich auf den Nutzen von zusätzlichen Entspannungs- und Körpertherapien hinweisen.

Die Patientinnen haben fast immer eigene Vorstellungen, was sie von einer solchen Therapie erwarten. Zum einen wollen sie ganz konkrete aktuelle Probleme in ihrer Alltagssituation ansprechen, ihre täglich wechselnden Stimmungen und Ängste hinsichtlich ihrer Erkrankung, den quälenden inneren Dialog mit ihrer Situation. Zum anderen möchten sie Rückversicherung und Bestätigung in ihren Handlungen. Darüber hinaus sollten längerfristig individuelle Bewältigungsstrategien zur Verarbeitung der Krankheit entwickelt werden, und häufig wird auch eine Veränderung des Lebenssinns von den Patientinnen angestrebt.

Die Erfahrungen – auch in einem mehrjährigen Forschungsprojekt – haben dabei gezeigt, daß alle Themen von den Patientinnen selbst eingebracht werden müssen. Will man die Lebenswirklichkeit von Krebspatienten annähernd begreifen, muß man sich ganz auf den individuellen Prozeßcharakter einlassen. Man muß vorerst jede Steuerung des gefühlsmäßigen Erlebens vermeiden und sich als Alterego oder quasi als Spiegel reflektierend zur Verfügung stellen. Nachhaltige und trotzdem nicht aufgesetzte Veränderungen entstehen bei Patientinnen nur dann, wenn sie in dem mit Empathie geführten Dialog eigene Einsichten gewinnen. Wohlgemeinte Ratschläge dagegen bewirken – so gut sie auch gemeint sein mögen – wenig. Wobei Ratschläge außerhalb der therapeutischen Situation durchaus ihre Berechtigung haben können. In der Psychotherapie zeigt sich, daß viele der Patientinnen aktiv Sinn und Bedeutung in ihren Lebenserfahrungen suchen. Die Krebserkrankung ist also nicht nur als medizinisch-biologisches Problem zu verstehen, sondern als eine „Erkrankung des Selbst" (Meerwein 1985), die zentrale psychische Dimensionen der Patientinnen betrifft. Die Verarbeitung der Erkrankung ist einerseits durch Belastung, Angst und Sinnverlust gekennzeichnet – andererseits durch verstärkte Sinnsuche, Sinnfindung und Neuorientierung in speziellen Lebensbereichen und den generellen Grundorientierungen.

In dem Zusammenhang erscheint es mir immer unsinnig – wie das in vielen Bereichen psychoonkologischer Forschung (und Praxis) noch geschieht –, Patientinnen Fragebögen ausfüllen zu lassen, um ihre Gefühle zu erfassen. Fragebögen provozieren einerseits bei Krebspatienten eine Reaktion im Sinne sozialer Erwünschtheit, zum anderen auch Aggressionen. Darüber hinaus bestätigen Fragebögen eigentlich nur die Vorurteile der Fragenden, nämlich die Vorstellung, wie sich ein Gesunder die Gefühls- und Gedankenwelt von Krebspatienten vorstellt.

In der Phase der Progredienz ist die psychotherapeutische Begleitung besonders wichtig. Eine Patientin mit einem metastasierten Mammakarzinom sagte eines Tages zu mir:

„Jetzt weiß ich eigentlich alles, was in meinem Leben schiefgegangen ist, und ich habe so vieles verändert. Jetzt brauche ich die Krankheit nicht mehr."

Da war einerseits die Trauer zu spüren, daß die Krankheit fortschreitet, obwohl sie sich solche Mühe gegeben hat, zum anderen auch die Enttäuschung, daß ihre ganzen Veränderungen nicht die entscheidende Wende gebracht haben. Später an anderer Stelle fragte ich sie, ob ihr denn die Krankheit auch etwas Positives gebracht habe. Sie bejahte das entschieden und erzählte:

„Ich glaube, ich bin doch jetzt viel toller als früher; plötzlich fragen mich alle meine Freunde um Rat. Das ist mir früher nie passiert. Die halten mich jetzt für alle möglichen Probleme kompetent."

Und auf die Frage, wie sie das denn einschätze, sagt sie:

„Ja, ich weiß jetzt auch mehr, kann Entscheidungen treffen, kann meinen Standpunkt besser vertreten und dabei auch andere Meinungen eher zulassen." „Du hast also mit dieser Krankheit in Deiner Persönlichkeit gewonnen?" „Ja, durchaus. Das empfindet auch meine Familie so. Ich bin jetzt irgendwie wertvoller geworden."

Sie war zu diesem Zeitpunkt schon über 1 ½ Jahre in der Psychotherapie und hatte intensiv und ernsthaft das therapeutische Gespräch vorangetrieben. Aus ihren Aussagen war aber auch ersichtlich, daß sie an Lebensqualität gewonnen hatte.

Trotz Angst und Bedrohung kann ein Ziel psychotherapeutischer Intervention in der Metastasierungsphase sein, die Lebensqualität zu erhalten oder zu verbessern. Nun ist aber Lebensqualität durchaus zu einem schillernden Begriff geworden. Die allgemeine, für alle gleichermaßen zutreffende Definition von Lebensqualität, die sich auf soziale Indikatoren bezieht, beschreibt nicht hinreichend die Vorstellungen über die Lebensqualität, die Krebspatienten im Laufe ihrer Erkrankung entwickeln. Sie müssen mit der Krise leben und wollen trotzdem gut leben. Das chinesische Schriftzeichen für Krise bedeutet aber zweierlei: Bedrohung und Chance. So lautet die Frage mancher Patientin am Anfang der Erkrankung: *„Warum gerade ich?"* und verändert sich bei gefühls- und gedankenmäßiger Beschäftigung mit ihrem Schicksal zu der Frage: *„Was hat mir die Krankheit zu sagen?"*

Die Beschäftigung mit dieser „Sinnfrage" kann eine große Chance für die Aussöhnung mit dem eigenen Schicksal sein. Lebensqualität ist für Brustkrebspatientinnen – wie für andere Krebspatienten auch – nicht nur die physische Heilung oder die Wiederherstellung ihrer Funktionsfähigkeit. Sie bedeutet für jede Patientin etwas anderes und ist ein höchst individueller Bewertungsmaßstab für Integrität und Wohlbefinden. Zudem verändert sich auf der Ebene der sozialen Umwelt, der Freunde und Familie und des Selbst die Lebensqualität ständig mit dem Verlauf der Erkrankung. Ist ein Teil der Grundbedürfnisse des Menschen bei Krebspatienten auch manchmal in Frage gestellt, wie körperliche Unversehrtheit, Sicherheit und Zugehörigkeit, beschreiben gleichwohl Patienten häufig eine andere Art von Lebensqualität, die sie vorher nicht gekannt haben: ein tiefes Verständnis für das Wesentliche im Leben, für menschliche Beziehungen und die Natur.

Wenn heute von der schlechten Lebensqualität von Krebspatienten gesprochen wird, so wird dabei häufig nur an die belastenden Therapien und die körperlichen Leiden gedacht. Viele Krebspatienten schätzen ihre Krankheit realistisch ein und sind durchaus bereit und in der Lage, zeitweilige Abstriche an der Lebensqualität durch die Therapien hinzunehmen. Die Lebensqualität wird aber nicht ausschließlich oder vorrangig durch die Behandlung selbst, sondern durch die Qualität der menschlichen Beziehungen im Umfeld der Patienten bestimmt.

Die Brustkrebspatientin und ihr Arzt

Schmidbauer (1983) hat in seinem Buch „Helfen als Beruf" sinngemäß folgendes gesagt: Der Arzt habe immer Angst, etwas Organisches, also Objektives, zu übersehen, dabei habe er nie Angst, Teile der Subjektivität zu übersehen. Wenn ich heute ein Plädoyer für die Subjektivität halte, so hat das vor allem mit der Erfahrung zu tun, daß gerade Brustkrebspatientinnen ganz besonders unter der Beliebigkeit im Umgang mit ihnen leiden und darunter, daß ihr einmaliges Schicksal alltäglich wird. Da die Psychotherapeutin auf onkologischen Stationen eher die Ausnahme als die Regel darstellt, obwohl ich das aus meiner Sicht bedauere, ist der Hauptansprechpartner der Brustkrebspatientin auch in ihren psychischen Nöten immer noch der Arzt, obwohl er aufgrund seiner knappen zeitlichen Ressourcen und der mangelnden Ausbildung in diesem Bereich nicht immer dafür geeignet ist.

Die Patientinnen vertrauen meistens darauf, daß der Arzt sein Handwerk versteht, daß er sie gut operiert, daß er Wirkung und Nebenwirkung in seinem therapeutischen Vorgehen optimiert. Der wirkliche Prüfstein für den Arzt in der Onkologie ist heute seine Fähigkeit, die Patientin während der ganzen Zeit ihrer Erkrankung menschlich zu begleiten sowie seine Anteilnahme an ihrem Schicksal. Daß die Patientinnen nicht immer mit dieser Seite ärztlicher Betreuung zufrieden sind, ist hinlänglich bekannt.

Was sollte man Ärzten nun raten?

Erstens einmal, daß vieles erlernbar ist und daß man die Mühe nicht scheuen sollte, mehr Wissen im psychosozialen Bereich zu erwerben oder aber auf die Einbeziehung von fachkompetenten Therapeuten und die Zusammenarbeit mit ihnen hinzuwirken. Zum anderen sollte der menschliche Kontakt zu den Patientinnen längerfristig konzipiert werden. Gerade Brustkrebspatientinnen haben so unterschiedliche Lebenserwartungen, daß man das an persönlicher Anteilnahme einbringen sollte, was man auch längerfristig durchhalten kann. Das gilt auch für Angehörige und Freunde. Denn nichts ist schlimmer für die Patientinnen als der vorzeitige persönliche Rückzug.

Es gibt auch eine grundsätzliche Inkongruenz zwischen den gegenseitigen Erwartungen von Patientinnen und Ärzten.

Ärzte erwarten von ihren Patientinnen häufig
- die bedingungslose Einwilligung in ihr therapeutisches Vorgehen;
- Zufriedenheit mit dem Umfang der Kommunikation, der ihnen gewährt wird;
- keine Forderungen, die nicht im Repertoire routinemäßiger Handlungen eingeschlossen sind;
- Dankbarkeit und Anerkennung.

Die Erwartungen der Ärzte an die Patientinnen liegen eher im instrumentellen Bereich bzw. in der Handhabbarkeit der Patientinnen.

Patientinnen hingegen erwarten oftmals etwas anderes von ihrem Arzt. Beispielsweise
- Linderung ihrer Leiden, was nicht mit Heilung gleichzusetzen ist;
- Erhaltung ihrer Würde und Kompetenz;
- Verständnis für die Angst vor den veränderten Lebensbedingungen, vor Leiden und Tod;
- Wahrhaftigkeit, was mehr ist als Wahrheit. Wahrhaftigkeit ist das Erfassen und Vermitteln der individuell bewältigbaren Wahrheit und enthält implizit auch ein Beistandsversprechen;
- die Fähigkeit, Informationen von Patienten zu empfangen und ihnen Informationen verständlich zu geben.

Die Erwartungen der Patientinnen liegen also eher im zwischenmenschlichen Bereich.

Ärzte haben es bei Brustkrebspatientinnen durchaus nicht immer leicht, deren Erwartungen gerecht zu werden; die Schwierigkeiten mit der Helferrolle sind evident. Einerseits kann ein Arzt manchmal durch seine Person mehr Heilung in Gang setzen als durch seine Medikamente. Andererseits wird er mit den verschiedensten Situationen konfrontiert, die seinem Anspruch und dem der Patientinnen widersprechen, z. B. Streß im Krankenhausalltag, bürokratische Schranken, Konkurrenzdruck, Zeitnot etc. Darüber hinaus kann er möglicherweise dem Erwartungsdruck der Patientinnen nicht gewachsen sein, er fühlt sich ausgebeutet, muß sich abgrenzen und in vielfältige Abwehrreaktionen flüchten. Der Arzt kann auch Macht und Omnipotenzgefühle entwickeln, sich als Medizintechniker profilieren oder sich gar mit dem Aggressor, der Krankheit, verbünden, wo dann nur noch der baldige Tod der Patientin als einzige Lösung aus allen Problemen erscheint. Schließlich kann ihn auch die Überidentifizierung mit dem Leiden der Patientin zur Handlungsunfähigkeit führen.

In der beruflichen Laufbahn sind Ärzte einem harten Arbeits- und Konkurrenzdruck ausgesetzt. Eine Karriere anzustreben muß heute fast zwangsläufig zum Rückzug vom Patienten führen. Darüber hinaus prägen die langen Abhängigkeiten im hierarchischen System der Medizin die persönliche und berufliche Lebensweise. Der Arzt wird in den Zwängen, denen er ausgesetzt ist, tatsächlich wenig in der Identifikation mit den Patienten bestärkt. Die technische Allmacht kann auch als Mittel verstanden werden, den Handlungszwang zu verstärken. In der Ausbildung und im beruflichen Werdegang werden Ärzte häufig ihrer Emotionalität und ihrer eigenen Anfälligkeit entfremdet, was sich dann manchmal als Vermeidung echter Kontakte zu den Patienten auswirkt. Häufig führt der Streß in der Krankenhaussituation, der eine liebevolle Kommunikation mit Krebspatientinnen eher verhindert als fördert, zu einer Abwertung der Patientin, ja des Kranken schlechthin. So abhängig möchte man nie sein, es macht Angst, daß einem das auch passieren könnte. Patienten registrieren diese psychodynamische Komponente ihres Krankseins sehr genau, was wiederum ihre Hilflosigkeit verstärkt.

Ärzte möchten Patienten heilen. Dieser Anspruch kann aber nicht immer verwirklicht werden, was den persönlichen Rückzug oder die Übertherapierung provozieren kann. Gerade bei Krebspatienten muß der kurative Anspruch häufig aufgegeben werden. Patienten allerdings wissen oft sehr genau, daß der Arzt ihre Krebskrankheit nicht heilen kann. Ihnen ist es wichtiger, daß sie sich seines Beistandes versichern können, daß sie ihn verstehen und von ihm verstanden werden. Offene und freundliche Ärzte werden nicht nur mehr geliebt, sondern auch als medizinisch kompetenter eingeschätzt und weniger für Therapiemißerfolge verantwortlich gemacht.

Der psychischen Betreuung von Brustkrebspatientinnen kommt in meiner Arbeit eine ganz besondere Bedeutung zu. Nicht nur, weil diese sich selbst häufig als „bedürftig" einschätzen, sondern weil die Kriterien des Kontrollverlustes und der mangelnden Intimität, die oft von ihnen als besonders belastend genannt werden, therapeutisch gut aufzuarbeiten sind. Dabei ist keine oberflächliche Begleitung, sondern das Aufbauen einer tragfähigen längerfristigen Beziehung gemeint. Wie Kegan (1986) betont, ist Unterstützung nicht nur eine Frage der Zuneigung, sondern auch eine Frage des „Erkennens", entscheidend ist ihre Form und Stärke. Oder an anderer Stelle: „In den nächsten Jahrzehnten werden Psychologen (und ich meine auch andere Gruppen der helfenden Berufe) vor der Aufgabe stehen, bessere Möglichkeiten zu finden, um einzelnen Menschen, Familien und Gemeinschaften zu helfen, die durch die Komplexität unseres modernen institutionellen Lebens unter enormen Streß geraten." Therapeutische Unterstützung sieht er dabei in einem ganz weiten Sinn als „einbindende Kultur" und Patienten nicht einfach als Kranke, sondern als „Menschen in der Entwicklung".

Tatsächlich wird von Brustkrebspatientinnen der Streß vor ihrer Erkrankung häufig als sehr komplex beschrieben – auf vielen Ebenen angesiedelt – und ihre Möglichkeit darauf zu reagieren als eher beschränkt, gleichsam als Stehen mit dem Rücken zur Wand.

Hilfe ist m. E. nur dann möglich, wenn der Therapeut die phänomenologische Perspektive wählt und der Patientin bei der Bedeutungsbildung hilft. Das Angebot einer „intimen Partnerschaft" ist dabei hilfreich.

In diesem Sinne wäre die Aussage einer Brustkrebspatientin als positive Bewältigung zu verstehen, die sagte:

„Ich nehme mir jetzt Unterstützung, wo immer ich sie herbekomme. Zuerst habe ich versucht, alles mit mir allein auszumachen, weil ich dachte, ich kann doch die anderen nicht mit meinen Ängsten belasten. Jetzt habe ich alle meine Freunde angesprochen, die Last verteilt sich auf viele Schultern und ich glaube, so können wir besser damit umgehen."

Hilfe und Unterstützung gewähren in besonderem Maße auch die Selbsthilfegruppen. Ob und zu welchem Zeitpunkt eine Brustkrebspatientin in eine Selbsthilfegruppe geht, ist ihre persönliche Entscheidung. Zu manchen Zeiten möchten Patientinnen ihre Krankheit lieber verdrängen und scheuen deshalb den Kontakt zu Betroffenen, was durchaus auch eine Art der Krankheitsbewältigung in einer bestimmten Phase sein kann. Manche Patientinnen haben genug Rückhalt in ihrer Umgebung, so daß sie auf die Selbsthilfegruppe verzichten möchten. Jedoch können meiner Erfahrung nach Patientinnen in einer Selbsthilfegruppe offener und rückhaltloser über ihre Ängste und Bedenken sprechen als in jeder anderen Gruppe ihres sozialen Umfeldes. Die aktive Krankheitsverarbeitung und die Überwindung von Hoffnungslosigkeit scheint mir besonders gut in therapeutisch geleiteten Gruppen möglich zu sein. Eine einfache Annahme, die nun auch wissenschaftlich bestätigt wurde (Pennebaker 1990), zeigt auch hier ihre Gültigkeit:

Allein die Tatsache, daß man über ein belastendes oder traumatisches Lebensereignis mit anderen Menschen sprechen kann, verändert dessen Bewertung und bringt psychische Entlastung.

Die ‚Association of Cancer Survivors‘ in den USA hat auf ihrer diesjährigen 6. Krebskonferenz in Washington vorliegende Untersuchungen ausgewertet, nach denen „die heilende Qualität" lebenslänglicher sozialer Unterstützung zur Überwindung der Krankheit offenbar eine entscheidende Rolle spielt.

Meines Erachtens trifft das in ganz besonderem Maße auf Brustkrebspatientinnen zu. Es zeigt uns gleichzeitig den Weg auf für eine sinnvolle psychosoziale Unterstützung.

Literatur

Einblick, Zeitschrift des Deutschen Krebsforschungszentrums, Bd 1 (1990)
Eckensberger L, Kreibich-Fischer R (1990) Affektive und kognitive Verarbeitung des Krankheitsgeschehens krebskranker Patienten. Forschungsprojekt beim BMFT (unveröff. Manuskript)
Kegan R (1986) Die Entwicklungsstufen des Selbst. Kindt, München
Meerwein F (1985) Einführung in die Psychoonkologie. Klett, Stuttgart
Pennebaker JW (1990) Inhibition, disclosure and health. In: Herbeck B (Hrsg) Psychologie in der Medizin. Universitätsverlag, Ulm
Schmidbauer W (1983) Helfen als Beruf. Rowohlt, Reinbek
Schnurre M, Kreibich-Fischer R (1987) Ich will fliegen, leben, tanzen. Herder, Freiburg

Anschrift der Verfasserin

Renate Kreibich-Fischer, Dipl.-Psychologin u. Psychotherapeutin
Goethestr. 33 c
1000 Berlin 37

Psychosoziale Aspekte der Nachsorge mammakarzinomkranker Patientinnen aus der Sicht klinischer Sozialarbeit

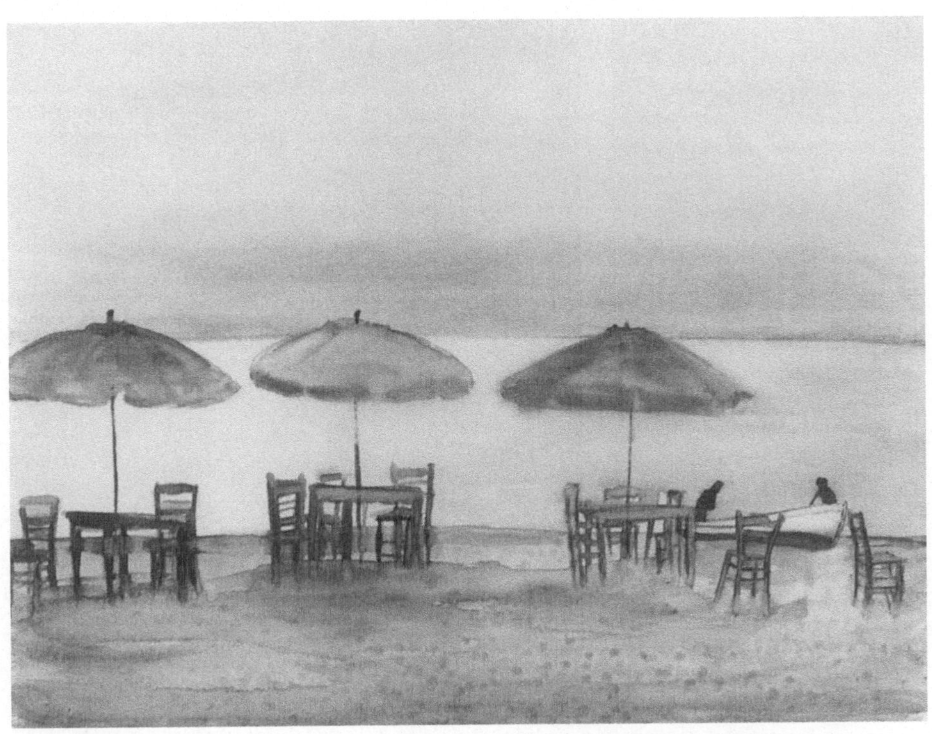

Die psychosoziale Problematik mammakarzinomkranker Patientinnen rückt in den letzten Jahren deutlicher ins Blickfeld ärztlicher Nachsorge. Bei regelmäßigen Kontrolluntersuchungen in der diagnostischen Nachsorge potentiell bzw. tatsächlich geheilter Patientinnen erfährt der Arzt, wie krisenhaft die Krebserkrankung und die Amputation der Brust die persönliche und zwischenmenschliche Lebenslage vieler Frauen verändert. In der therapeutischen Nachsorge, in der Langzeitbehandlung der Patientinnen im rezidivierenden oder metastasierenden Stadium ihres Leidens wird der Arzt mit diesen sich existenziell verdichtenden Problemen noch stärker konfrontiert. Vor allem brustkrebskranke Frauen schließen sich seit 10 Jahren in Selbsthilfegruppen zusammen, die jene psychosozialen Rückwirkungen ihrer Krebskrankheit artikulieren, dafür insbesondere bei der Ärzteschaft mehr Aufmerksamkeit wecken und die medizinische Denk- und Handlungsweise in der menschlichen Dimension erweitern wollen.

Um als Arzt auf diese Erwartungen mammakarzinomkranker Patientinnen eingehen zu können, ist es zunächst nötig, sich ihre Erlebniswirklichkeit, das Subjektive des Krankheitsgeschehens zu vergegenwärtigen.

Aspekte des Krankheitserlebens der Patientin

In der Phase der Primärbehandlung. Der eigentümliche psychische „Schock", den die Krankheit Krebs typischerweise bei Betroffenen auslöst, ist bei Patientinnen mit einem Mammakarzinom in der Regel (abgesehen von jenen Fällen, die erst im lokal extrem fortgeschrittenen bzw. metastasierenden Stadium in Behandlung kommen) besonders ausgeprägt. Ohne sich krank zu fühlen, erfährt die Patientin, daß der Knoten in ihrer Brust Symptom einer lebensbedrohlichen Krankheit ist, und eilige, einschneidende Therapiemaßnahmen geboten sind. Den Entschluß, sich behandeln zu lassen, muß sie also fassen aus einer Art „blindem" Vertrauen in die ärztliche Aussage, aus rationaler Einsicht in die objektive Notwendigkeit, welche subjektiv nicht in Krankheitsempfinden, sondern in Angstgefühlen gründet. Die aktuell erlebte „Heimtücke" der Krebskrankheit wird noch dadurch verstärkt, daß über ihre Heilungsaussicht keine zuverlässige Prognose gestellt werden kann. Dies erschwert der Patientin zusätzlich die Entscheidung zu Therapieformen, die bleibend ihre körperliche Integrität versehren. Denn das Mammakarzinom trifft die Patientin an der verwundbarsten Stelle ihrer weiblich identifizierten Persönlichkeit. Die Brust als

Symbol der Weiblichkeit schlechthin: d. h. der sexuellen Anziehungskraft und Genußfähigkeit, des Spendens von Wärme, Geborgenheit, mütterlicher Nahrung, Zuwendung und auch „Macht" durchformt das körpergebundene Selbstbewußtsein und Wertgefühl jeder Frau. Dabei sind übrigens gängige, in Reklame, Mode, Illustrierten usw. vermarktete Schönheitsideale nur ebenso sekundär bedeutsam wie etwa das Alter der Patientin oder der tatsächliche funktionale Rang, den die Brust in den Lebensbezügen der Patientin ausübt oder schon eingebüßt hat. Die Brust zu amputieren bewirkt zwangsläufig, die Frau in ihrer Persönlichkeit zu verletzen, ihr Selbst- und Daseinsverständnis, ihre psychosoziale Wirklichkeit nachhaltig zu erschüttern. Deshalb mischt sich in die Angst um das Leben bei der brustkrebskranken Frau immer zugleich die mehr oder minder heimliche Angst vor dem Weiterleben, was sich in depressiven, teilweise auch aggressiv getönten Reaktionen ausdrückt.

Durch Presse, Medien, in Aufklärungskampagnen zur Früherkennung nimmt in den letzten Jahren die seriöse Information der Bevölkerung über das Krebsproblem, aber auch das laienhafte Halbwissen um die Uneinheitlichkeit therapeutischer Richtlinien und stagnierender Heilerfolge zu. Dies führt zwar manche an Brustkrebs erkrankte Frau früher zur Diagnostik, jedoch auch skeptischer in ärztliche Behandlung. Akzeptiert sie schließlich den ihr angeratenen operativen Eingriff (sei es eine partielle Resektion der Brust, eine Mastektomie oder Mammaradikaloperation – zunehmend mit kosmetisch formerhaltender oder rekonstruierender Technik durchgeführt), bangt sie dann, wiederum allein der ärztlichen Beurteilung anheimgegeben, vor dem histologischen Ergebnis (wie den weiteren Untersuchungsbefunden). Erbringt es nach wissenschaftlich exakten, aber für die Patientin subjektiv völlig abstrakten Kriterien ein relativ günstiges Krankheitsstadium mit dem Verzicht auf weitere chemotherapeutische oder radiologische Maßnahmen, löst dies bei der Patientin oft nicht nur Erleichterung aus, sondern manchmal auch verschwiegene oder vorwurfsvoll geäußerte Zweifel daran, ob die Operation überhaupt notwendig war. Ergibt sich ein bereits fortgeschritteneres Krankheitsstadium, befürchten Patientinnen häufig, das persönliche „Opfer" der Brustamputation um eines fragwürdigen Heilerfolgs willen letztlich doch vergeblich gebracht zu haben. Gleichzeitig aber nötigt sie ein solcher Befund dazu, sich – noch immer ohne Krankheitsempfinden – zu weiteren langwierigen und subjektiv unangenehmen Therapiemaßnahmen im inneren Zwiespalt zwischen Hoffnung und Anwandlungen von Verzweiflung dennoch zuversichtlich durchzuringen.

Wegen der bekannten somato-psychischen Nebenwirkungen wird die primär adjuvante Zytostase von den Patientinnen zumeist wesentlich belastender empfunden als etwa eine Nachbestrahlung oder eine antiöstrogene Therapie. Wie in einem Circulus vitiosus scheinen dabei die psychischen Widerstände der Patientin gegen die Zytostase, die sie trotzdem fortsetzt, weil Krankenheitseinsicht und Furcht überwiegen, den individuell unterschiedlichen Grad des Mißbefindens, der Übelkeit, depressiver Verstimmungszustände und allgemeiner Abgeschlagenheit noch zu erhöhen. Allerdings beeinflussen – störend oder unterstützend –, stärker noch als in der Erstphase von Diagnostik und Operation, in dieser chemotherapeutischen Nachbehandlungsphase die zwischenmenschlichen Beziehungen und realen Lebensumstände der Patientin im Zusammenspiel mit ihren eigenen Persönlichkeitskomponenten ihr Krankheitserleben. Doch nicht nur die privaten, auch die therapeutisch-pflegerischen Bezugspersonen, vor allem die behandelnden Ärzte, beeinflussen die erlebnismäßigen Reaktionen, das psychische Bewältigungspotential der Patientin gegenüber ihrer Krankheit und deren Folgeproblemen. Die oben schon beschriebenen angstvollen Gefühle des ohnmächtigen Ausgeliefertseins und blinden Vertrauenmüssens führen in der Arzt-Patientin-Beziehung – mag sie seitens des Arztes noch so offen und frei von bewußter Bevormundung oder hervorgekehrter Expertenkompetenz sein – seitens der Patientin doch zu spürbarer Ambivalenz. In ihr vermischen sich Anklammerungsbedürfnis und unterschwellig mißtrauische Auflehnung gegen diese Abhängigkeit. Weil die Patientin während der Krebskrankheit einen schockartigen Vertrauensverlust in ihre körperliche Selbstwahrnehmung hinnehmen und sich vernünftigerweise dem diagnostischen Wissen und therapeutischen Können des Arztes quasi überantworten muß, erwartet sie nun zugleich von ihm, daß er beständig gesprächsbereit auf alle ihre Fragen wahrhaftig und doch ermutigend eingeht, Verständnis und Einfühlung in alle ihre Probleme zeigt, Ratschläge erteilt, rehabilitative und sozialrechtliche Hilfen vermittelt; kurzum: menschlichen Beistand bietet. Weil sie über die Realität ihres Krebskrankseins „von außen" erst aufgeklärt werden muß, sucht sie folgerichtig jetzt Halt und Hoffnung zu seiner Bewältigung gleichfalls bei den dafür kompetenten Außenstehenden, nämlich ihren Ärzten.

In der Nachsorgephase. Mit dem ersehnten Abschluß der Behandlung beginnt für die Patientin die Phase, für die sich der Begriff „Nachsorge" eingebürgert hat und die sich psychosozial zumeist unerwartet schwierig gestaltet. Den Übergang von der Fremdüberantwortung ärztlicher Kompetenz, die, trotz aller Traumen des Krebskrank- und Krankenhauspatientseins, doch auch Schutz bot, in die Selbstverantwortung und Alltagswirklichkeit schildern Patientinnen: *„. . . als fiele man in ein Loch."* Sie fühlen sich plötzlich als Krebskranke in ihrer Zukunftsungewißheit alleingelassen und zugleich vom Fortgang der Alltagsnormalität ihres Familienlebens herausgefordert. Auch liebevoll besorgte Ehepartner, Kinder und andere nahe Angehörige oder Freunde können dieses Empfinden nicht völlig ausräumen. Hauptsächlich bedingt durch den Selbstwertkonflikt der brustamputierten Frau und die oft tabuisierten Furchtgefühle um die Krebskrankheit, von denen auch die Angehörigen der Patientin erfüllt sind, kommt es im intimen und familiären Zusammenleben häufig zu vorübergehenden Annäherungs- und Anpassungsproblemen, gelegentlich auch zu dauerhaften Entfremdungen. Mehr als die Patientinnen selbst neigen vielfach Angehörige, besonders Ehepartner, dazu, rasch wieder „zur Tagesordnung überzugehen", um das ängstigende Geschehnis zur eigenen Beschwichtigung als harmlosen Zwischenfall abzutun und überlassen ihnen allzu bald wieder – auch aus Bequemlichkeit – die zuvor umverteilten Rollen und Aufgaben in der Haushaltsführung, Kindererziehung usw. Die Patientinnen, in mißtrauischer Wachsamkeit gegenüber ihrem körperlichen Wohlbefinden, wissen oft selbst nicht, ob und welchen Belastungen in Haushalt und Berufstätigkeit sie wieder gewachsen sind. Allerdings kompensieren viele den Verlust ihres weiblichen Wertgefühls dadurch, daß sie überstürzt und ohne Rücksicht auf ihre noch geminderten Kräfte in ihren häuslichen und außerhäuslichen Pflichten, in der „Bemutterungsrolle", aufgehen, um sich als unentbehrlich zu beweisen. Andere beginnen, eingeschliffene Rollen- und Verhaltensmuster im ehelichen und familiären Ensemble zu verändern. Sie wagen aus der Erkenntnis heraus, mit dem großen Risiko „Krebs" zu leben, jetzt auch das zuvor gemiedene kleinere Risiko, lange schwelende zwischenmenschliche Konflikte offen auszutragen und zu lösen.

Die Nachsorgephase ist bei der Mehrzahl der Brustkrebspatientinnen von einem tiefgreifenden inneren Entwicklungsprozeß grundsätzlicher Neu-Orientierung gekennzeichnet, den sie trotz aller Unterschiede ihrer jeweiligen persönlich-sozialen Situation übereinstimmend damit umschreiben, „bewußter zu leben", d. h. den Sinn ihres Daseins selbstverantwortlich aus dem Wissen um seine Endlichkeit zu begreifen. Auf diesem Wege, den brustkrebskranke Frauen in ihren Selbsthilfegruppen auch gemeinsam finden, vollzieht sich schließlich die Aussöhnung mit der Realität des Krankheitsereignisses und die

Überwindung seiner Folgen, wenngleich auch Einbußen hingenommen werden müssen, die von den zwischenmenschlichen, beruflichen, ideellen und materiellen Umweltbedingungen abhängig sind. Gleichzeitig aber suchen viele Patientinnen in dieser Phase ihren sie ständig begleitenden Ängsten vor einem Rezidiv oder Metastasen gegenzusteuern, indem sie ihre Lebens- und Ernährungsgewohnheiten umstellen, komplementäre Mittel und Medikamente der anthroposophischen bzw. Naturheilmedizin anwenden (auch im Austausch von persönlichen Erfahrungen und Informationen in Selbsthilfegruppen). Sie versprechen sich davon eine Stärkung ihrer körperlichen Abwehrlage, weil es ihnen unerträglich ist, den ungewissen Verlauf ihrer Krankheit nach beendeter krebsspezifischer Therapie ohne eigenes Zutun als schicksalhaft abzuwarten.

Ihre permanente psychische Alarmiertheit steigert sich oft zu panischer Angst vor den routinemäßigen ärztlichen Kontrolluntersuchungsterminen, die erneut einen von ihnen selbst noch unbemerkten Krebsbefund ergeben könnten. Doch zugleich erhoffen sie sich von der ärztlichen Bestätigung aktuell unverdächtiger Untersuchungsergebnisse auch wieder eine zeitweilige Beschwichtigung ihrer Furcht, die sich bei dauerhaftem Krankheitsstillstand mit dem Abstand von Jahren allmählich verliert. In mißtrauischer Selbstbeobachtung deuten manche Patientinnen jedes harmlose körperliche Phänomen gesundheitlicher Störung als Anzeichen für das Fortschreiten des Krebses. Bemerken sie jedoch selbst ein neuaufgetretenes krebsverdächtiges Symptom, verschleppen es manche Patientinnen. Denn die Verleugnung gewährt ihnen momentan noch einmal einen Aufschub der Konfrontation mit „der Wahrheit". An diesem Wendepunkt angekommen, unterwerfen sie sich anfänglich fatalistisch ihrer „Wahrheit" wie einem nicht mehr abwendbaren Verhängnis, bevor sie dann doch Realitätseinsicht oder die Zunahme von Beschwerden, der eigene Lebenswille und der Einfluß nahestehender Menschen wieder in ärztliche Behandlung führt.

In der Phase der Metastasierung. Mit dem Nachweis einer Metastasierung (bzw. eines Rezidivs) ahnen bereits die meisten Patientinnen, daß ihre Krankheit nicht mehr heilbar ist, sondern in einem vielleicht noch mehrjährigen Zeitraum – bestenfalls von kürzeren oder längeren therapiefreien Intervallen unterbrochen – zu einem gewissen Stillstand zu bringen und irgendwann als schmerzhafter Zerstörungsprozeß des Organismus nur noch zu lindern ist. Dieses ahnungsvolle, aber einer optimistisch zuredenden Umwelt gegenüber oft verschwiegene Wissen stürzt die Patientinnen keineswegs nur in Verzweiflung und resignative Selbstaufgabe. Bei vielen Patientinnen erschließt es zuvor ungekannte Quellen einer kämpferischen Widerstandskraft, die sie alle notwendigen und teilweise sehr belastenden Behandlungsmaßnahmen, insbesondere auch eine nebenwirkungsträchtige aggressive Langzeitzytostase oder hochdosierte Hormontherapie, in Kauf nehmen läßt.

Angesichts der jetzt nicht mehr abstrakt befürchteten, sondern konkret und körperlich erfahrbaren existenziellen Bedrohung durch den Krebs tritt der zuvor betrauerte oder überkompensierte Weiblichkeitsverlust durch die Brustamputation in den Hintergrund. Ein neues, autonomes Selbstbewußtsein und eine Daseinszugewandtheit rückt an seine Stelle aus der unausweichlich gewordenen Auseinandersetzung mit der sich früher oder später bewahrheitenden Endlichkeit des Lebens, das damit eine auf den Augenblick, die Gegenwart bezogene Kostbarkeit bekommt. Freilich bleibt auch die Angst – und mit den körperlichen Beschwerden oder Pflegeerfordernissen wachsen auch die praktischen und zwischenmenschlichen Schwierigkeiten im familiären, häuslichen Umfeld. Angehörige, Ehepartner und Kinder wehren oft länger als die Patientin selbst „die Wahrheit" des unheilbaren Fortganges der Krebskrankheit ab. Um von ihren eigenen Verlustängsten und vorweggenommenen Trauergefühlen nicht überschwemmt zu werden, oder weil sie überfordert sind, den häufig langwierigen Zerfallsprozeß hilfreich in emotionaler Nähe zur Patientin mitzutragen, ziehen sie sich dann innerlich, manchmal auch äußerlich immer mehr zurück. Manche suchen in Anschuldigungen gegen die Machtlosigkeit der Medizin nach illusionären Auswegen, das Schicksal doch noch abzuwenden, wenn sie nicht gar ein schnelleres Ende herbeiwünschen. Die Vermeidung des Abschiednehmens zwischen der Patientin und den ihr nächststehenden Menschen aus wechselseitiger Rücksichtnahme lähmt oft die Kommunikation miteinander in beiderseitig verstummendem, einsamen Schmerz. Nur wenn die Patientin selbst es wagt, mit ihren Angehörigen über „die Wahrheit" zu sprechen, wird dieser Bann gebrochen und eine tröstliche Gemeinsamkeit in dieser Phase möglich, in der das Zusammensein in einem un-alltäglich gewordenen Alltag trotz aller seelischen und realen Dauerbedrückungen auch freudige Lichtblicke und beglückende Erlebnisse in sich birgt.

Da die Patientin im metastasierenden Stadium den Krebs nicht mehr als „Außenfeind", sondern als reales Krankheitsgeschehen „am eigenen Leibe" erfaßt, gewinnt sie aber auch ein Stück Selbstkontrolle, das Vertrauen in die eigene Wahrnehmung und damit auch eine selbständige Wirklichkeitsinterpretation zurück. Objektiver Befund und subjektives Befinden klaffen kaum mehr in der psychisch unakzeptablen Weise auseinander wie in der Primärphase. Sie spürt oft selbst die Wirkung der Therapie im Rückgang von Symptomen, oder sie registriert früh erneute Anzeichen einer Verschlechterung. Doch weil „der Krebs" jetzt ihre behandlungsbedürftig empfundene Krankheit ist, stimmt sie zumeist trotz aller Rückschläge weiteren Therapien, noch einmal auf Besserung hoffend, zu. Gleichzeitig wächst ihr Bedürfnis nach Menschlichem neben dem medizinischen Beistand durch die Ärzte, die Pflegekräfte und alle an ihrer Betreuung Beteiligten. Deren Zuwendung wird ihr in der sich abzeichnenden Aussichtslosigkeit des Krankheitsprozesses paradoxerweise gerade zu jenem Zeitpunkt immer lebensnotwendiger, wo diese vielleicht erstmals den Abbruch aggressiver Therapien oder überhaupt den Verzicht auf Behandlung erwägen.

Während der sich über Monate oder Jahre erstreckenden Therapieprozesse erfahren sich die Patientinnen in gewachsener persönlicher Vertrautheit mit ihren Ärzten, Krankenschwestern u.a.m. psychisch unterstützt und wegen ihrer Tapferkeit hochgeschätzt, was ihnen einen zusätzlichen Halt bot. Jetzt erwarten sie die Einlösung dieses Beistandsbedürfnisses auch als Leidenslinderung bei absehbarem Sterben. Selten äußern sie dies gegenüber ihren Ärzten offen. Denn ihre Erfahrungen haben sie auch manches über die Mentalität in einer an meßbaren Heilungsquoten und Überlebensraten handlungsorientierten Medizin gelehrt . . . Weniger aus Angst vor dem Sterbenmüssen als aus Angst davor, „im Stich gelassen" und als „Pflegefall abgeschoben" zu werden, führen sie dann eine Art Scheingefecht gegen die Krankheit in einer u.U. auch seitens der Ärzte nur mehr psychologisch, kaum noch palliativ begründeten Therapie weiter. Umgekehrt neigt aber der Arzt zum Abbruch der therapeutischen Beziehung eher, solange er vermutet, daß die Patientin noch Hoffnungen in eine Behandlung hegt, die zwecklos geworden ist und deren Fortsetzung ihm nur seine eigene Ohnmacht vor Augen führt. Kommt es in einem stabilen persönlichen Vertrauensverhältnis doch zur Aussprache in der „Stunde der Wahrheit", in der die Patientin ihre Erwartungen auf Hilfe bis zuletzt dem Arzt offenbart, braucht sie ihn gerade dadurch nicht aus seiner Beistandspflicht zu entlassen; vielmehr erleichtert sie es dem Arzt damit, in eine auch ihn menschlich oft tief bewegende Sterbebegleitung mit allen ihm noch zu Gebote stehenden Mitteln physischer und psychischer Leidenslinderung einzutreten.

Aspekte psychosozialer Hilfe durch den Arzt

Psychische Unterstützung

Der vorausgegangenen Schilderung des Krankheitserlebens ist zu entnehmen, daß die ärztliche Hilfe für Mammakarzinom-Patientinnen mehr umfaßt als diagnostisch und therapeutisch angewandte medizinische Wissenschaft. Sie fordert vom Arzt neben krankheitsorientiertem Wissen und Können auch eine Vertrauen begründende Haltung, die es ihm ermöglicht, die Patientin als Persönlichkeit in diesem Krankheitsschicksal und in ihrer Eigenwelt zu sehen, zu verstehen, zu behandeln und „nachzusorgen". – Bei einer Vielzahl anderer Erkrankungen ist die Wirkkraft der „Droge Arzt" (nach Michael Balint), d. h. die Qualität der Arzt-Patienten-Beziehung als spezifische Einflußgröße auf den Therapieeffekt, wissenschaftlich nachgewiesen. Beim Karzinom mag dies wohl nach dem derzeitigen Erkenntnisstand zweifelhaft sein. Hingegen ist aber für die notwendige Compliance der Patientin in der Behandlung wie auch für ihren somato-psychischen Leidenszustand in der Krankheit das Arzt-Patientin-Verhältnis als mehr oder weniger hilfreiche Interaktion außerordentlich bedeutsam, in manchen Fällen sogar entscheidend. (Daß beispielsweise die subjektiven Reaktionen wie Übelkeit, Erbrechen etc. unter der Chemotherapie abzumildern sind, wenn sie in einer gesprächsweise entspannten, störungsfreien Atmosphäre immer von den gleichen Bezugspersonen appliziert wird, entspricht sowohl der klinischen Beobachtung wie psychologischen Verlaufsbefragungen von Patientinnen.)

Hauptsächliches Instrument psychosozialer Unterstützung ist das Gespräch zwischen Arzt und Patientin. Gespräch als Stütze für die Patientin, d. h. zum Begreifen der Krankheitsfakten und zur Motivation für therapeutische Konsequenzen, zu einer in allen Phasen noch hoffnungsvollen Realitätsannahme, fordert den Arzt nicht nur in seinen fachspezifischen Fähigkeiten, sondern auch in seinen persönlichen Eigenschaften und seiner Bereitschaft zur Kommunikation heraus, nämlich in jener situativ wirksamen Kompetenz, die traditionell mit dem Begriff der „ärztlichen Kunst" gemeint ist. Das bedeutet, daß sich der Arzt auf einen zwischenmenschlichen Prozeß der „Bewahrheitung" einläßt, in welchem er die Patientin nicht nur an bestimmten Wende- und Zeitpunkten über objektive Befunde richtig aufklärt, sondern ihr diese Informationen „dosiert" in einer Art und Weise vermittelt, die ihrer jeweiligen individuellen Schwankungen und Reifeentwicklungen unterliegenden, seelischen Verfassung zumutbar ist. Denn

„Wahrheit" ist mehr als objektive Richtigkeit. Sie ist ein subjektiver Vorgang, in dem sich objektive Fakten in einer persönlichen Lebensgeschichte Schritt für Schritt zur Wirklichkeit verdichten und in welchem die Patientin Hilfe benötigt. Deshalb ist ärztliche Wahrhaftigkeit auch mehr bzw. etwas qualitativ anderes als schonungslose Direktheit. Sie ist immer rückgebunden an die vom Arzt wahrgenommene und beantwortete (auch jeweils zu verantwortende!) Akzeptanz der Patientin für ihre „Wahrheit". Und ihre seelische Kraft zur Annahme der „Wahrheit" wächst gleichzeitig, je mehr sie auf diese persönlich verstehende und einfühlende (Nach-)Sorge des Arztes vertrauen darf.

Seelische Unterstützung leistet der Arzt also, indem er geduldig auf immer wiederholte Fragen der Patientin eingeht, ihre Gefühle des Verzagens, des Zorns, der Auflehnung und Niedergeschlagenheit respektiert, zuläßt und ihr gerade damit wieder Freiraum eröffnet, aufs neue zu hoffen, Mut zu fassen und sich zu versöhnen. Dies setzt voraus, daß er das krankheitstypische „Mißtrauen" der Patientin nicht als persönliche Kränkung oder Infragestellung seiner ärztlichen Kompetenz abwehrt und einer zwiespältigen, angstmotivierten Anklammerungstendenz der Patientin, die ihn übermäßig vereinnahmt oder durch die er in die Rolle des Ersatzpartners für unerfüllte Bedürfnisse nach Verständnis und Mitempfinden geraten könnte, behutsame Grenzen zieht. Aus alldem geht hervor, daß es im psychisch stützenden Gespräch mit der Patientin für den Arzt noch wichtiger ist, zuzuhören, als selbst zu reden. Nur im aktiven Zuhören, d. h. wenn er in Empathie und echter Zugewandtheit die verbalen Äußerungen und nonverbalen Signale aktueller Einsichtsbereitschaft, Gefühle, Widerstände und Erwartungen der Patientin aufnimmt, kann er sie auch in ihrer „Wahrheit" begreifen, ihr durch sein Verhalten, seine Worte, Ratschläge und Entscheidungen Halt geben.

Freilich vollzieht sich dieser helfende Prozeß nicht exklusiv als Zwiesprache zwischen ihm und der Patientin. Meistens wird es geboten sein, den Ehe- oder Lebenspartner oder auch andere Familienmitglieder zumindest in die „Aufklärungsgespräche" über Befunde und Behandlungsnotwendigkeiten mit einzubeziehen. Ob, wann und aus welchen Gründen Einzelgespräche mit Familienangehörigen mit oder ohne Wissen der Patientin vom Arzt geführt werden sollen, bedarf (außer im Finalstadium der Erkrankung) kritischer Abwägung. Denn dies kann u. U. nicht nur rechtlich, sondern auch psychodynamisch für die Beziehung zwischen der Patientin und den ihr nächststehenden Menschen sehr problematisch sein, insbesondere, wenn dabei die emotionale Tragfähigkeit der Angehörigen überschätzt, oder eine Art

Komplott wechselseitig entfremdender Wahrheitsverheimlichung geschmiedet wird. Nicht selten setzt sich der Arzt in seiner Aufrichtigkeit gegenüber der Patientin ohnehin Vorwürfen seitens ihrer Angehörigen aus, weil diese aus eigener Realitätsabwehr und von Schuldgefühlen gefärbten Beschützerabsichten der Patientin die Tragweite ihrer Erkrankung verschweigen wollen. Deshalb wird der Arzt auch ihnen mit Verständnis begegnen, zugleich aber allen Beteiligten zu größerer Offenheit in ihrer gemeinsam zu tragenden „Wahrheit" zu verhelfen suchen. Denn wirksame ärztlich-menschliche Unterstützung der Patientin kann sich nicht auf den Gesprächskontakt mit der Patientin beschränken und endet somit auch nicht an der Sprechzimmertür. Sie beeinflußt auch die realen Lebensumstände und die vorgefundenen Bezugsfelder der Patientin, um deren Ressourcen zur psychosozialen Wiedereingliederung, Krankheits- und Schicksalsbewältigung zu erschließen.

Konkrete Hilfen zur Rehabilitation

Eine selbstbestimmte und befriedigende Wiedereingliederung der Patientin in Familie, gesellschaftliche Umwelt und ggf. Beruf ist Ziel und Bestandteil der Nachsorge. Als Berater der Patientin, als Initiator sozialmedizinischer Nachsorgemaßnahmen und als Gutachter für die Träger des Systems sozialer Versicherung und Versorgung ist der Arzt an der Rehabilitation zentral beteiligt. Konkrete Hilfen zur Rehabilitation werden im folgenden an 5 hauptsächlichen Stichpunkten aufgezeigt.

Hilfsmittelversorgung

Die Beratung der Patientin über Brustprothesen (einschließlich prothesenangepaßter Wäsche und Bekleidung) sollte bereits in der postoperativen Phase und die Ausstattung mit diesen Hilfsmitteln durch medizinisch-orthopädische Fachgeschäfte unmittelbar nach Abschluß der lokalen Wundheilung bzw. Abklingen der Strahlenreaktion erfolgen. Nach ärztlicher Verordnung übernehmen die Krankenkassen die Kosten für die Prothese in voller Höhe, für Prothesenbüstenhalter und Badeanzüge teilweise und je nach Erfordernis in 1- bis 2jährigem Abstand erneut. – Mit der Gewöhnung an prothetische Hilfsmittel und der Herstellung eines optisch unauffälligen, äußerlichen Gleichgewichtes beginnt die Patientin, die Brustamputation auch seelisch zu verschmerzen, sich wieder unbefangener unter fremden Menschen zu bewegen und ihr Körperbewußtsein zu kompensieren.

Von Prothesen-Herstellerfirmen, der ‚Deutschen Krebshilfe e. V.‘ und verschiedenen anderen einschlägigen Institutionen herausgegebene und kostenlos erhältliche Informations-Broschüren für brustamputierte Frauen enthalten eine Fülle praktischer Tips zur

Bekleidung, Kosmetik, Körperpflege, Gymnastik usw. Bei der ‚Gesellschaft zur Bekämpfung der Krebskrankheiten Nordrhein-Westfalen e. V.‘, Düsseldorf, ist ein Merkblatt über Vorsichtsmaßregeln zur Verhütung eines Arm-Lymphödems kostenlos zu beziehen. Eine ähnliche Anleitung hat die ‚Deutsche Gesellschaft für Lymphologie e. V.‘ herausgebracht.

Stationäre Nachsorgemaßnahmen

Stationäre Nachsorgemaßnahmen in onkologischen (teilweise und auf Wunsch auch in „gemischt belegten") Kurkliniken dienen gezielt der medizinischen Rehabilitation. Das Therapiekonzept umfaßt (bei entsprechender Indikation) die Fortsetzung einer tumorspezifischen Chemotherapie, individuell verordnete Behandlung bestehender Folgen der Primärtherapie sowie Nebenerkrankungen durch Medikation, Diät, physikalische und pflegerische Maßnahmen, psychosomatische Interventionen, Belastungstraining, musische und kreative Freizeitgestaltung, Anleitung zu einer gesundheitsbewußten Lebensweise u.v.m. Dadurch wird eine Besserung des allgemeinen körperlich-seelischen Befindens und der Krankheitsabwehr sowie eine optimale Anpassung an die veränderten Alltagserfordernisse bezweckt. Für Mammakarzinom-Patientinnen sind daher solche stationären Aufenthalte besonders angezeigt, ob es sich nun vorrangig darum handelt, sie für ihre häuslich-familiären Aufgaben oder die Wiederaufnahme des Berufes zu stabilisieren, oder darum, ältere, alleinstehende bzw. bereits im metastasierenden Stadium befindliche Kranke von ihrer zumeist mangelhaften Umsorgung im häuslichen Milieu zeitweilig zu entlasten.
Die Träger der gesetzlichen Kranken- und Rentenversicherung (analog auch private Krankenkassen, Beamtenbeihilfestellen sowie die öffentliche Sozialhilfe) gewähren in der Regel während der ersten 3 Jahre nach der Karzinomerkrankung auf Antrag 3 stationäre Nachsorgemaßnahmen von je 4wöchiger Dauer, von denen die erste als Anschlußheilbehandlung nach der Primärtherapie im Verlegungsverfahren, die späteren als Kuren durchgeführt werden. Nach Behandlung wegen Rezidiv oder Metastasierung lebt der Anspruch erneut auf bzw. verlängert sich. (Ausgeschlossen sind lediglich inkurable Patientinnen in bereits ständig bettlägerig pflegebedürftigem Zustand.) Anspruchsberechtigt für solche „zusätzlichen Leistungen" nach der RVO sind selbst- und familienversicherte Patientinnen ohne Altersgrenze, auch Rentnerinnen, da – anders als bei normalen Maßnahmen der medizinischen Rehabilitation – nicht die Erhaltung oder Wiederherstellung der Erwerbsfähigkeit erstrebenswert sein muß, sondern lediglich eine anhaltende Linderung des Krankheitszustandes. Steht die intensive Behandlungsbedürftigkeit eines Lymphödems im Vordergrund, empfiehlt sich ein mehrwöchiger stationärer Aufenthalt in einer Spezialklinik für Lymphologie, dessen Kosten auf Antrag die Krankenkasse nach §§ 39/40 GRG[1] übernimmt.

Häusliche Hilfe, Pflege und Sicherung der wirtschaftlichen Lage

Zeitweilige Entlastung der Patientin in der Haushaltsführung und Kindererziehung kann durch den Einsatz einer Haus- oder Familienpflegerin (in ländlichen Gebieten ggf. Dorfhelferin) von Verbänden der freien Wohlfahrtspflege (Caritasverband, Diakonisches Werk, Deutsches Rotes Kreuz, Deutscher Paritätischer Wohlfahrtsverband, Arbeiterwohlfahrt) geschaffen werden. Je nach Einkommens- und Vermögenslage beteiligt sich das örtlich zuständige Sozialamt auf Antrag an den Kosten als ‚Hilfe zur Weiterführung des Haushalts‘

---

[1] GRG = Gesundheitsreformgesetz

nach dem BSHG (= Bundessozialhilfegesetz). Die gesetzliche Krankenkasse (bzw. die Rentenversicherung) finanziert Haushaltshilfe nur während eines stationären Krankenhaus- oder Kuraufenthaltes bei Patientinnen, die noch mindestens ein Kind unter 8 Jahren zu versorgen haben. Kommt bei fortschreitender Metastasierung die Patientin in körperlicher Hinfälligkeit nicht mehr ohne außenstehende Hilfe zurecht, leisten die in Sozialstationen (regional auch als Zentralstationen bezeichnet) organisierten ambulanten Kranken- und Pflegedienste in kirchlicher, freier oder kommunaler Trägerschaft häusliche Krankenpflege. Nach ärztlicher Verordnung (anstelle von Krankenhauspflege) übernehmen die Krankenkassen die Kosten für Behandlungspflege unbefristet, für Grundpflege jedoch nur zeitlich begrenzt und in begründeten Ausnahmefällen.

In Abhängigkeit von der wirtschaftlichen Lage der Patientin und ihrer Familie ist dann evtl. ein Antrag beim Sozialamt auf „Hilfe zur Pflege" nach dem BSHG, d. h. Pflegepauschale bei Versorgung der Kranken durch Verwandte, Nachbarn usw., oder Erstattung des tatsächlichen Aufwandes bei fremdorganisierter Pflege aussichtsreich. Obwohl die häuslich-familiäre Versorgung der bereits ständig bettlägerig pflegebedürftigen Patientin stets große körperlich-seelische Strapazen der pflegenden Personen und zumeist auch finanzielle Engpässe bedingt, ist sie (mit Ausnahme etwa betagter, alleinstehender Patientinnen) die bessere Notlösung als eine Alten-Pflegeheimaufnahme, die eine vorzeitige soziale Entwurzelung aus der noch haltgebenden Eigenwelt und ein Abschieben in die Todeserwartung bedeuten würde. Ist bei noch längerer Lebenserwartung eine Heimunterbringung dennoch unumgänglich, vermittelt, einschließlich Kostenregelung- bzw. Übernahme, diese ebenfalls das Sozialamt. Wenn das Finalstadium der Erkrankung weder von der Patientin noch von ihren Angehörigen im häuslichen Bereich ertragen werden kann, ist die nochmalige Einweisung der Patientin in das Krankenhaus gerechtfertigt, wo sie zuvor und zumeist schon häufiger behandelt wurde und sich persönlich geborgen wußte.

Bei materiellen Folgeproblemen wie auch ihren psychischen Selbstwertkonflikten kann einem Teil der brustkrebskranken Frauen, die zum Zeitpunkt ihrer Erkrankung nicht mehr, jedoch früher erwerbstätig waren, Erleichterung verschafft werden, insofern ein eigener Rentenanspruch zu realisieren ist. Dies ist gesetzlich dann möglich, wenn die Anwartschaft durch frühere Versicherungszeiten erworben und durch freiwillige Beiträge bzw. Ersatzzeiten (z. B. Erziehung eines Kleinkindes) in den letzten 5 Jahren für den Fall der Erwerbsunfähigkeit aufrechterhalten wurde.

Bei besonderer Notlage kann außerdem evtl. einem von einer Sozialen Beratungsstelle bestätigten Antrag auf einmalige materielle Hilfe aus dem Härtefond der ‚Deutschen Krebshilfe e. V.‘, Bonn, entsprochen werden.

Indirekte materielle Vergünstigungen können Patientinnen zudem durch das Schwerbehindertengesetz erreichen (s. S. 97).

Berufliche Rehabilitation oder Berentung

Mit dem gewandelten gesellschaftlichen Rollenbild gewann für die Frauen vor allem der Beruf nicht nur als Einkommensquelle, sondern auch für das Bedürfnis nach Selbstbestätigung, Entfaltungsfreiheit, sozialem Ansehen und Kontaktmöglichkeiten an Wichtigkeit. Deshalb ist auch und gerade für brustkrebskranke Frauen, hauptsächlich solche in qualifizierten Berufen und bei Berücksichtigung weiterer biographisch-sozialer Gegebenheiten, die berufliche Rehabilitation erstrebenswert. Wegen der objektiv und subjektiv anfänglich schwer zu beurteilenden, noch instabilen Belastungsfähigkeit der Patientin nach der Primärbehandlung, zumal während einer mehrmonatigen adjuvanten Chemotherapie, bedarf die Entscheidung über die Wiederaufnahme des Berufes in vielen Fällen eines längerfristigen Aufschubes. Bei Patientinnen mit Krankengeldanspruch bei der Krankenkasse kann bei fortdauernder Arbeitsunfähigkeit zunächst bis längstens 1 Jahr nach Erkrankungsbeginn damit abgewartet werden. Vor diesem Zeitpunkt sollte der behandelnde Arzt niemals Erwerbsunfähigkeit, sondern lediglich Arbeitsunfähigkeit auf Anfrage der Krankenkasse bescheinigen. Andernfalls wird sonst durch eine nach § 183, Absatz 7 RVO veranlaßte Rehabilitationsmaßnahme möglicherweise eine temporäre Berentung der Patientin intendiert, durch die sie den Arbeitsplatz verliert und nach deren Ablauf aufgrund der allgemeinen arbeitsmarktpolitischen Lage zumeist der Wiedereinstieg in den Beruf kaum mehr gelingt. Wenn nicht schon früher, so sind die Patientinnen durchschnittlich doch 1 Jahr nach der Brustoperation entweder in ihrem körperlich-seelischen Befinden und ihrem zukunftsorientierten Selbstvertrauen für den beruflichen Wiedereinsatz einigermaßen hergestellt, oder aber bei ungünstigem Verlauf, schwerwiegenden Folgeerscheinungen und Nebenerkrankungen soweit resignierend einsichtig, um dann die Einleitung des Rentenverfahrens wegen Erwerbsunfähigkeit zu ihrer wirtschaftlichen Existenzsicherung hinzunehmen. Da der Krankengeldanspruch (einschließlich Lohnfortzahlungszeiten) insgesamt 1 ½ Jahre (innerhalb von 3 Jahren) gilt, genügt dann in der Regel das restliche Halbjahr bis zur erfolgten Rentenbewilligung, um die Patientin zwischenzeitlich noch finanziell abzusichern, zumal fast immer das Krankengeld höher ist als die EU-Rente.

Rente wegen Erwerbsunfähigkeit sollte jedoch grundsätzlich nur noch in jenen Fällen veranlaßt werden, wenn sie aufgrund eines ungünstigen Krankheitsverlaufs oder des Lebensalters der Patientin wahrscheinlich auf Dauer gewährt wird und mit einem nur zeitlich befristeten Bezug bzw. ihrem späteren Wegfall nicht mehr gerechnet werden muß. Unter gewissen Voraussetzungen kann statt dessen evtl. eine Berufsunfähigkeitsrente auf Zeit oder auf Dauer erwirkt werden, die der Patientin gleichzeitig die Möglichkeit einer Teilzeitbeschäftigung offenhält. Für berufsfördernde Maßnahmen, d. h. Umschulung in einen anderen als den erlernten Beruf, sowie für Fragen der innerbetrieblichen Arbeitsplatzumsetzung, eines Arbeitsplatzwechsels usw. ist die Rehabilitationsberatung des Arbeitsamtes zuständig, die eng mit den Versicherungsträgern, der Hauptfürsorgestelle für Schwerbehinderte, Arbeitgebern, Betriebsärztlichen Dienststellen und sonstigen Institutionen kooperiert.

Brustkrebskranke Frauen, die frühzeitig nach der Primärbehandlung oder trotz fraglicher Leistungsfähigkeit den Beruf wieder aufnehmen wollen, können mit ärztlicher Empfehlung und in Absprache mit dem Arbeitgeber sowie der Krankenkasse innerhalb der Krankengeldanspruchsfrist evtl. damit in einer 3- bis 6monatigen Halbzeitbeschäftigung im Sinne einer „stufenweisen Wiedereingliederung" nach § 74 GRG beginnen, in welcher die Verdiensteinbuße durch einen Teilkrankengeldbezug ausgeglichen wird. (Letzteres wird jedoch voll auf die Zeiten des Barleistungsanspruches bei der Krankenkasse angerechnet.)

Wiedereingliederungshilfen nach dem Schwerbehindertengesetz

Das Schwerbehindertengesetz bezweckt für chronisch Kranke und Behinderte die Erleichterung ihrer beruflichen und sozialen Teilhabe an der Gesellschaft und einen gewissen Schadensausgleich durch materielle Vergünstigungen. Die Anerkennung als Schwerbehinderter erfolgt auf Antrag beim Versorgungsamt. Der Behindertenstatus wird durch den Ärztlichen Dienst eingestuft als „Grad der Behinderung" in „Von-Hundert-Sätzen". Dieser GdB bemißt den Erschwernisgrad gesellschaftlich-sozialer Integration. Schwerbehinderte erlangen einen gesetzlichen Kündigungsschutz sowie sonstige Erleichterungen am Arbeitsplatz und Anrecht auf übertarifliche Jahresurlaubstage. Sie haben Anspruch auf Lohn- bzw. Einkommenssteuerermäßigung, u. U. auf erhöhtes Wohngeld, Befreiung von Rundfunk- und Fernsehgebühren, Ermäßigung der Fernsprechgebühren, Kfz-Steuernachlaß oder kostenlose Beförderung im öffentlichen Nahverkehr (ggf. mit Begleitperson) u. a. m.

Brustkrebskranken Frauen wird nach dem Schwerbehindertengesetz, orientiert am TNM-System, bei relativ günstiger Prognose ein GdB von 50–60 v. H., bei relativ ungünstiger Prognose ein GdB von 80–100 v. H. zuerkannt. Nach 5jähriger „Heilungsbewährung" bemißt sich bei tumorfreiem Status die GdB-Beurteilung lediglich noch an nachweisbaren Behandlungsfolgen und wird entsprechend reduziert. Bei später auftretender Metastasierung kann ein Antrag auf Neufestsetzung des GdB gestellt und eine Höhereinstufung erneut durchgesetzt werden.

Zusammenarbeit mit helfenden Berufen (und Selbsthilfegruppen)

Wie bisher dargestellt, ist die Problematik der psychosozialen Lage und Rehabilitation brustkrebskranker Frauen außerordentlich vielschichtig. Mag der Arzt erfahrungsgemäß auch immer der erste und wichtigste Ansprechpartner der Patientin für alle ihre Schwierigkeiten sein, so erfordert deren Lösung häufig doch sowohl unter persönlich-psychologischen wie umweltbezogenen, sozial-integrierenden Ansatzpunkten Expertenwissen und Fachkompetenz anderer Berufsgruppen, vor allem von Sozialarbeitern, Psychologen, Psychotherapeuten, Rehabilitationsberatern, Seelsorgern u.a.m. Freilich soll damit nicht die psychosoziale Unterstützung, die Ärzte und Krankenpflegekräfte (auch Krankengymnastinnen, Lymphdrainagetherapeuten u.a.) als primär patientennahe Berufe brustkrebskranken Frauen geben, unterschätzt werden. Sie ist – wie an früherer Stelle dargelegt – ein quasi natürlicher Teil ihres professionellen Handelns und ihrer persönlichen Haltung im Umgang mit Patientinnen. Gerade aus diesem beruflichen Selbst- und Rollenverständnis heraus wird der Arzt sensibel erkennen, daß und wann es notwendig ist, weitere helfende Berufe in die Behandlung und Nachsorge einzubeziehen, die dann professionell eigenverantwortlich die gemeinsame Patientin mitbetreuen, gleichzeitig aber mit ihm zusammenarbeiten und sich austauschen. Im stationären Bereich während der Primärbehandlung, einer im Krankenhaus durchgeführten Langzeitchemotherapie oder wiederholter Klinikaufenthalte in der Phase der Metastasierung berät der „Sozialdienst im Krankenhaus" die Patientinnen. Die Beratung umfaßt sowohl die persönliche Hilfe durch stützende, entlastende, auch krisenorientierte und konfliktlösende Gespräche mit Erkrankten und/oder ihren Familienangehörigen, wie auch ergänzend die Vermittlung konkreter Hilfen und rehabilitativer Maßnahmen. Gelegentlich führen klinische Sozialarbeiter und Psychologen auch Patienten-Gruppengespräche; letztere bieten vereinzelt als „Krisenintervention" auch Kurzzeit-Psychotherapie an. Solche begleitende psychosoziale Betreuung kann vielfach durch Psychologen und Sozialarbeiter in Kurkliniken intensiviert werden. Dabei reicht das therapeutische Repertoire von somato-psychischen Verfahren wie autogenes Training und anderen Formen progressiver Entspannung, „Biofeedback", Anleitung in der selbstbeeinflussenden Visualisierungsmethode nach Simonton bis zu verschiedenen gesprächs- oder gestalttherapeutischen, verhaltensmodifizierenden, seltener auch analytisch ausgerichteten Vorgehensweisen. (Psychosomatische Handlungskonzepte und Therapiemethoden werden in diesem Buch in dem Beitrag von R. Schwarz ausführlich dargestellt und begründet, s. S. 53).

Im ambulanten Nachsorgesektor können Patientinnen (regional verschieden) an spezielle, ebenfalls hauptsächlich mit Psychologen, Sozialarbeitern und Pädagogen ausgestattete Beratungsstellen bei Verbänden der freien Wohlfahrtspflege, Tumorzentren und Länderkrebsgesellschaften verwiesen werden. Sie arbeiten mit ähnlichen Methoden wie die zuvor skizzierten, in Einzel- und Gruppensitzungen, sind jedoch mehr langzeit- und familientherapeutisch ausgerichtet, was insbesondere bei brustkrebskranken Frauen mit chronischen Selbstwert- oder Partnerkonflikten und Familienzerwürfnissen angezeigt ist.

Insgesamt muß das Netz professioneller psychosozialer Versorgung für Krebskranke im stationären wie im ambulanten Bereich noch immer als lückenhaft bezeichnet werden. Den Ärzten als einflußreichste Berufsgruppe sollte es deshalb im Engagement für ihre mammakarzinomkranken Patientinnen auch ein Anliegen sein, hier auf institutionellen Ausbau und Stellenplanerweiterung hinzuwirken.

Demgegenüber haben vor allem Mammakarzinom-Patientinnen mit der Gründung der ‚Frauenselbsthilfe nach Krebs, Bundesverband e. V.', Mannheim (seit dem Jahre 1976 in ständig wachsender Zahl) es in die Hand genommen, auf ihre psychosoziale Problemlage in der Gesellschaft allgemein und besonders bei der Ärzteschaft aufmerksam zu machen, vermehrte Hilfe von allen an ihrer Behandlung und Nachsorge beteiligten Berufsgruppen zu reklamieren und sich wechselseitig durch „Leben-lernen-am-Modell" unter Gleichbetroffenen selbst zu helfen. Über ihre Aufgaben, Ziele und Strategien informiert die „Frauenselbsthilfe nach Krebs" in einem eigenen Beitrag dieses Buches (s. S. 123), so daß sie an dieser Stelle nicht ausgeführt zu werden brauchen.

Schlußbemerkungen

Anstelle einer Zusammenfassung soll hier abschließend angedeutet werden, inwiefern die Zusammenarbeit von Ärzten mit Angehörigen psychosozialer Berufe und den Gruppenmitgliedern der „Frauen-selbsthilfe nach Krebs" nicht nur für die betroffenen Patientinnen, sondern auch für den Arzt selbst hilfreich ist. Denn auch der Arzt benötigt im ständigen Umgang mit Mammakarzinom-Patientinnen, im Miterleben ihres Schicksals, im Akzeptieren der schmerzlichen Grenzen seiner medizinischen „Macht" psychische Unterstützung und menschlich-kollegiale Bestätigung. Die Fortschritte in der Forschung und in den Behandlungsstrategien des Mammakarzinoms waren in den letzten Jahren immer wieder auch gefolgt von Rückschlägen; den therapeutischen Optimismus löste angesichts der Ergebnisse großangelegter, kontrollierter Studien und eigener Erfahrungen allzu bald wieder Ernüchterung und Skepsis ab. Sähe daher der Arzt seinen Auftrag nur in meßbaren „Heilerfolgen" erfüllt, müßte er bei all jenen Mammakarzinom-Patientinnen, die ihrer Krankheit doch erliegen, dies als „Niederlage" für sich selbst empfinden und psychisch abstumpfen. Die Zusammenarbeit mit Sozialarbeitern, Psychologen, Seelsorgern und mit betroffenen Frauen in Selbsthilfegruppen macht ihm indessen auf andere Weise heilsam bewußt, daß Ziel und Erfolg seiner Behandlung auch dann erreicht sind, wenn die Patientin die ihr noch verbliebene Lebensspanne mit seiner Hilfe und der aller anderen Beteiligten lebenswert und sinnvoll gestalten kann.

Denn die Grund-Konstellation des Arzt-Patientin-Bündnisses durch die gesamte Medizingeschichte wie auch in Zukunft lautet nicht: *„Krankheit und Heilung"*, sondern dem Menschlichen wesensgemäß letztendlich: *„Not und Hilfe"*.

Literatur

Alt D, Boehm G von, Weiss G (Hrsg) (1986) Miteinander reden – Brustkrebskranke Frauen sprechen mit Experten. Springer, Berlin Heidelberg New York Tokyo
Bappert L (1979) Der Knoten. Rowohlt, Reinbek
Buddeberg C (1985) Ehen krebskranker Frauen. Urban & Schwarzenberg, München
Hahn M (1981) Lebenskrise Krebs. Schlüter'sche Verlagsanstalt, Hannover
Hahn M (1984) Nachsorge – Furcht, Vertrauen und Konflikte im Arzt-Patienten-Verhältnis. GBK – Mitteilungsdienst, Nr. 42/1984, Düsseldorf

Hahn M (1987) Elisabeth und Annemarie – Das persönliche Schicksal einer krebskranken Mutter und ihrer Tochter, gesehen vor dem zeitgeschichtlichen Hintergrund. Sozialarbeit in der Medizin, Heft 1, Mainz, 1987
Hahn M (1989) Psychosoziale Aspekte und Rehabilitation in der gynäkologisch-onkologischen Nachsorge. Gynäkologe 22:63–68
Olbricht I (1985) Verborgene Quellen der Weiblichkeit. Kreuz-Verlag, Stuttgart
Tausch A (1981) Gespräche gegen die Angst. Rowohlt, Reinbek

Anschrift der Verfasserin

Mechthild Hahn, Dipl.-Sozialarbeiterin
Klinikum der Johannes Gutenberg-Universität
Langenbeckstr. 1
6500 Mainz

Nachsorge bei Mammakarzinom-Patientinnen aus der Sicht der gynäkologisch-onkologischen Schwerpunktpraxis eines niedergelassenen Frauenarztes

7

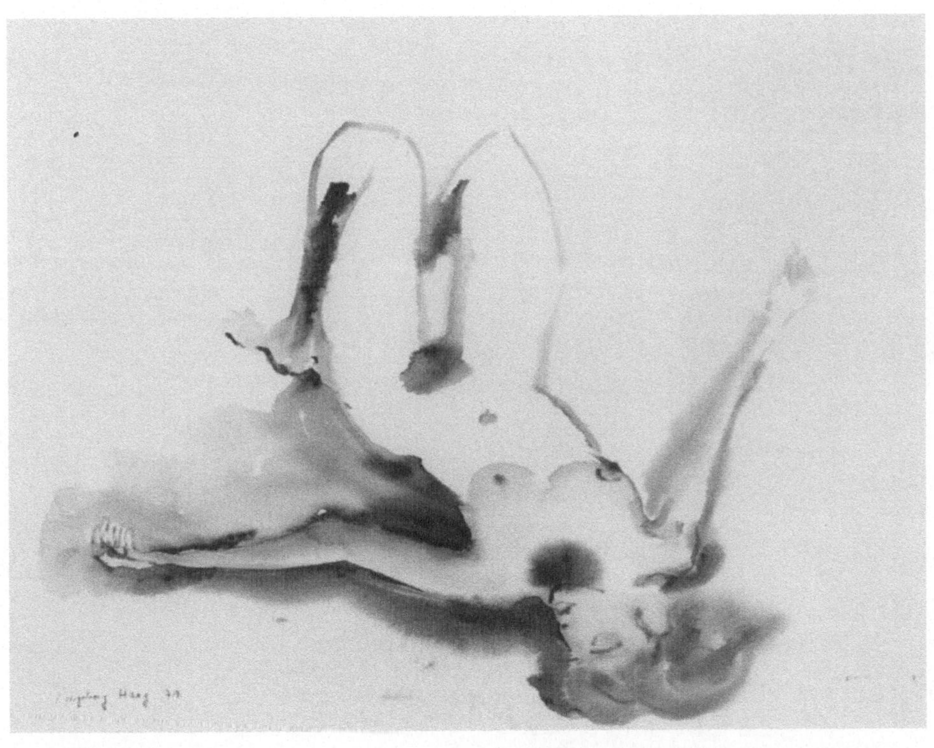

Ich habe zugesagt, für dieses Buch einen Beitrag zum Thema Krebsnachsorge zu schreiben, um eine sehr vielschichtige Problemstellung darzulegen. Vielschichtig deshalb, weil es darum geht, als niedergelassener Kassenarzt Patienten zu helfen, die ‚nach einem Strohhalm suchen‘, weil ihnen die Mediziner und das Gesundheitssystem in vielen Fällen keinen Arzt und keine Nachsorge im Sinne der Krebsnachsorge zukommen lassen.

Warum unterscheide ich hier zwischen Mediziner und Arzt?

Als Mediziner bezeichne ich diejenigen Kollegen, die aufgrund der Wissenschaft und Technik all das anwenden, was die Medizin heute bietet und kann, ohne dabei den Patienten als Menschen in den Mittelpunkt zu stellen und besonders auf den Aspekt der Lebensqualität zu achten. Dies geschieht häufig dadurch, daß nach den Krankenkassenbestimmungen den Versicherten zwar eine ausreichende und zweckmäßige Versorgung zusteht, diese aber durch eine Wirtschaftlichkeitsklausel eingeschränkt wird.

Solange weiterhin unserer Therapiefreiheit ein System zugrunde liegt, das die Quantität der durchgeschleusten Patienten und nicht die Qualität der Therapie mit der für den Patienten benötigten Zeit berücksichtigt, wird auch der Krebspatient in der Praxis ein ‚Kosten-Nutzen-Problem‘ bleiben.

Wie sieht nun der übliche Weg einer Patientin aus, bei der die Abklärung eines Symptoms oder das Ergebnis einer oft nur wenige Minuten dauernden Krebsvorsorge-Untersuchung den Verdacht einer Erkrankung ergab?

Meistens führt dieser Weg nach einer mehr oder weniger intensiven Diagnostik in eine Klinik. Im Rahmen der Primärtherapie werden dort Operation, Strahlen- und Chemotherapie je nach Krankheitsstadium durchgeführt. Im Anschluß daran wird die Patientin mit Verhaltensmaßregeln zur Nachsorge entlassen, die von Klinik zu Klinik unterschiedlich sind. Eine Nachsorge i. S. einer Beratung und Betreuung für das weitere Leben zu Hause kommt ebenfalls in vielen Fällen zu kurz.

Aspekte der Psychoonkologie, Stärkung der Abwehrkräfte, Diätetik, Lymphdrainagen bei Mammakarzinompatientinnen ohne Lymphödem bleiben häufig unerwähnt. Eine Aufklärung über Maßnahmen der biologischen Medizin erfolgt meist nicht. Der Patientin wird in vielen Fällen der Rat gegeben: *„Leben Sie genauso weiter wie bisher."* Fragen der Patientin, ob in der vorhergehenden Lebensführung nicht Fehler gemacht worden seien, werden häufig negiert und nicht ernstgenommen. Oft werden Therapien im Rahmen der Nachsorge nur in der dem behandelnden Arzt bekannten Form angeboten und, was viel wichtiger ist, es werden nur solche Therapien durchgeführt, die er auch akzeptiert. Das führt dazu, daß der Patient auf anderen Wegen Hilfe für seine Krankheit sucht und zum Opfer von Scharlatanerie und Geldschneiderei wird. Andererseits wird das vermehrte Wissen des Patienten über seine Krankheit und deren Therapiemöglichkeiten von den behandelnden Ärzten sogar als Hindernis für die durchzuführende Therapie betrachtet.

Nach Durchführung der geschilderten Primärtherapie gliedert sich die Krebsnachsorge in eine medizinische Nachbehandlung und Nachbetreuung. Die medizinische Nachbetreuung ist der Zeitraum, der nach erfolgter Primärtherapie in Rezidivfreiheit bis zur Heilung verläuft (5-Jahres-Statistik). Die medizinische Nachbehandlung umfaßt den Zeitraum nach der Primärtherapie, in dem die Patientin eine adjuvante Therapie oder bei vorhandenen Metastasen bzw. bei auftretenden Rezidiven eine weitere Therapie benötigt. Je nach Veränderung des Krankheitsbildes können sowohl die onkologische Nachbetreuung als auch die onkologische Nachbehandlung ineinander übergehen.

Krebsnachsorge an der Basis, was heißt das?

Als niedergelassener Arzt einer gynäkologisch-onkologischen Schwerpunktpraxis sehe ich meine Aufgabe in folgenden Punkten:

a) **Führung und Beratung der Patientin und ihrer Familie – wenn möglich direkt nach der Diagnosestellung, denn zu diesem Zeitpunkt werden schon bedeutende Weichen des weiteren Geschehens gestellt** Wenn die Diagnose Krebs besteht, erfolgt die Aufklärung der Patientin und ihrer Familie mit Therapievorschlägen, in deren Ausführung die Patientin miteinbezogen wird und letztendlich die Entscheidung hat. Ich bemühe mich, der Patientin klarzumachen, daß Krebs nicht eine Krankheit ist, die unausweichlich zum Tode führt, sondern daß sie als eine chronische Erkrankung zu betrachten ist, der man auf viele Arten begegnen kann und muß.
Die vorgesehene Behandlung erläutere ich der Patientin mit den Vor- und Nachteilen. Eventuelle Folgeoperationen werden angesprochen und dabei Art und Durchführung aufgezeigt. Ebenso erörtere ich Fragen zur Einbindung von Strahlen- und Chemotherapie.

b) Abwägen der einzelnen Behandlungsschritte der Nachsorge in Verbindung mit den in der Primärtherapie tätigen Kollegen

Im Anschluß an die Primärtherapie wird der schon vorhandene Therapieplan, dem sich die Patientin unterzogen hat, in den Nachsorgeplan, den ich mit der Patientin erstelle, eingebunden. Eventuell vorhandene Nachsorgepässe werden durch neue Untersuchungsergebnisse ergänzt.

Über persönliche Kontaktaufnahme zu Operateur, Radiologe und internistischem Onkologen bin ich bestrebt, neben der Befundübermittlung einen direkten Draht der Diskussion und Wertung der Befunde zu erhalten. Hierdurch liegt eine sofortige Abstimmung bei evtl. Therapieumstellung oder Therapieänderung vor.

c) Überwachung des Krankheitsbildes und der Therapie mit Einbringung eigener biologischer Therapiekonzepte

Bei der Krankheitsüberwachung beschränke ich mich nicht nur auf BKS, Blutbildkontrollen und Laborwerte, sondern setze auch differenziert die Möglichkeit der Tumormarker, der Lymphozytenpopulation sowie des Ultraschalls des gesamten Abdomens ein. Eigene biologische Konzepte werden als begleitende Maßnahme hinzugenommen, so daß in meiner Therapie eine Symbiose zwischen konservativer und biologischer Medizin besteht.

d) Einleitung und Durchführung psychoonkologischer Therapie evtl. unter Hinzuziehen weiterer Fachleute

Einer der wichtigsten Punkte, der zwar nur eingeschränkt zur biologischen Therapie gehört, ist die psychische Führung.

Hierbei ist es notwendig, den Patienten durch alle Stadien der psychischen Veränderungen, die eine Krebserkrankung mit sich bringt, angefangen von der Hoffnungslosigkeit über die Negation der Krankheit bis hin zur Akzeptanz, zu begleiten.

Insgesamt gesehen kommt es mir darauf an, die Patientin immer wieder zu einem positiven Denken gegenüber ihrer Krankheit hinzuführen. Unter dem Motto: „Nicht der Krebs besiegt mich, sondern ich ihn", will ich der Patientin behilflich sein, wieder zu lernen, Freude am Leben zu haben und auf das Ziel hinzuarbeiten, lebenswert zu leben und Harmonie zu finden.

Innerhalb der Krebsnachsorge führe ich eine psychoonkologische Betreuung durch, bei der sich folgende Methoden bewährt haben:

- Simonton-Training mit Erlernen des Visualisierens,
  Ausnutzen der Bioenergetik mit dem Ziel, das seelische Befinden zu verbessern,

- Gesprächstherapien mit dem Ziel der Angstbewältigung.

e) Stabilisierung bzw. Stärkung des Immunsystems
Neben der labormäßigen Überprüfung des Immunstatus spielen in der Immuntherapie das Problem der Konfliktbewältigung und des negativen Stresses sowie seine direkten Auswirkungen auf das Immunsystem eine große Rolle. Auch durch Bewegungstherapie und Sport in der Nachsorge ist eine positive Rückkopplung auf das Immunsystem zu erwarten.

f) Beratung über Lebensführung im Sinne der Harmonisierung des Lebens in Körper, Geist und Seele
Die Ernährung ist ein Teil dieses komplexen Themas. Eine eigentliche Krebsdiät als Therapie gibt es nicht; doch weise ich wiederholt darauf hin, daß es ratsam ist, eine ausgeglichene, stoffwechselaktive Ernährung einzuhalten. Gesundheits- und Ernährungsschulung sollten in die Nachsorge einfließen. Ich selbst propagiere in meinen diätetisch-theoretischen Vorschlägen die lakto-vegetabile Kost mit makrobiotischen Einschlägen. Auch besteht die Möglichkeit, eine von vielen Krankenkassen beschäftigte Diätberaterin in die Therapie miteinzubeziehen und evtl. durch Kochkurse die theoretischen Anleitungen in die Praxis umzusetzen. Gerade diese Form der Umstellung der Lebensführung ergab bei meinen Patientinnen eine ausgeprägte Positivierung der Einstellung zum vorhandenen Krankheitsbild. Weiterhin versuche ich eine Harmonisierung durch gezielte Empfehlungen von Literatur zu erreichen.
Besonderes Gewicht lege ich auch auf Kontakte meiner Patientinnen zu Institutionen, Kliniken und in der Nachsorge tätigen Firmen; dazu werden Gruppenfahrten veranstaltet.

g) Empfehlung zur Kontaktaufnahme mit einer Selbsthilfegruppe
Von großer Bedeutung sind Selbsthilfegruppen. Als sich vor über 10 Jahren die ersten Selbsthilfegruppen etablierten, war Krebs noch mehr als heute ein Tabu, das nur hinter vorgehaltener Hand diskutiert wurde.
Krebspatienten werden oft aus Angst, mit den Betroffenen über ihre Ängste und Nöte reden zu müssen oder gar über das Sterben zu sprechen, geschnitten und in eine gewisse Isolation getrieben. Allgemeine Phrasen wie „Du siehst heute aber gut aus" oder „Dir geht es offensichtlich gut" werden vom Patienten aufgenommen und in einer Theaterrolle verarbeitet. In diese Rolle des „Gesunden" geschlüpft, ist der Patient in der Nacht mit seinen Sorgen und Nöten alleine.

Oft ist es der Patientin erst in der Selbsthilfegruppe unter Gleichbetroffenen möglich, über ihre Krankheit zu reden. Durch ein gemeinsames Tragen der schweren Krankheit ist es möglich, Hoffnung und Lebensmut zu geben und an eigenen Beispielen zu zeigen, daß die Krebserkrankung nicht mit Sterben gleichzusetzen ist.

So entwickelte sich die Selbsthilfegruppe im Laufe der Zeit zum Mittler zwischen Arzt und Patient.

Welche Beweggründe waren für mich entscheidend, Selbsthilfegruppen in der Nachsorge zu begleiten?

Nach der Diagnosestellung und der sich evtl. anschließenden Operation befällt die Patientin eine Ohnmacht der Gefühlswelt, die sich nicht zuletzt in einer ausgeprägten depressiven Veränderung ausdrückt. Die Patientin fühlt sich durch ihre Erkrankung wie in ein Loch gestoßen, aus welchem sie ohne fremde Hilfe nicht herausfindet. Ihr hier herauszuhelfen und ihr weiterhin Wegbegleiter für die Krankheitsbewältigung zu sein, ist meine Aufgabe in Zusammenarbeit mit der Gruppe.

Die psychische Begleitung der einzelnen Patientin läßt die Notwendigkeit der Selbsthilfegruppe erkennen. Hier ist das einfache Gespräch mit den von der gleichen Krankheit Betroffenen mehr gefordert als wissenschaftliche Psychoanalytik. Beide sind zu bestimmten Krankheitsabschnitten erforderlich. Die Selbsthilfegruppe leistet durch ihre Arbeit einen entscheidenden Beitrag dazu, das große „Loch" nach der Diagnosestellung und das Alleingelassensein nach der Krankenhausentlassung sowie den gesellschaftlichen „Makel", krebskrank zu sein, zu überwinden.

Als Arzt gebe ich der Patientin mit meiner Empfehlung für eine Selbsthilfegruppe eine zusätzliche Hilfestellung für ihr zukünftiges Leben mit Krebs in einer Situation, in der meinem ärztlichen Verständnis nach die medizinische Behandlung allein nicht ausreicht. Mit meiner ehrenamtlichen Tätigkeit als „begleitender Arzt" einer Selbsthilfegruppe will ich auch erreichen, daß die in der onkologischen Nachsorge tätigen Kollegen wissen und merken, daß die Patientinnen in den Selbsthilfegruppen zusätzliche, gegenseitige Hilfe von Gleichbetroffenen für ihre persönliche Krankheitsbewältigung finden können. Dabei bleibt das Vertrauensverhältnis zum behandelnden Arzt bestehen. Vertrauen auf beiden Seiten ist immer gefordert.

Durch kontinuierliche Teilnahme am Programm der Selbsthilfegruppe wächst vermehrt die Chance, daß die Betroffenen zu „mündigen Patientinnen" werden. Dabei wird bei Außenstehenden gelegentlich der Eindruck erweckt, daß sich hier eine Rivalität gegenüber den Ärzten zu entwickeln scheint. Ein mündiger Patient ist jedoch kein Rivale zum Arzt, sondern ein Partner, der Zuwendung braucht.

Als letzten Punkt möchte ich das gesellige Zusammensein erwähnen. Das gemeinsame Erleben, Fühlen und Lachen trägt dazu bei, das Selbstwertgefühl der Brustkrebspatientin zu stärken und im Leben zu bleiben. Das Miteinander in der Gruppe hilft, Leid erträglich zu machen, Schmerzen zu vergessen und Hoffnung für ein Vorwärts zu geben.

Selbst in den traurigen Stunden des Abschieds habe ich von den Selbsthilfegruppen und ihren Mitgliedern so viel Stärke und Kraft erhalten, daß ich oft beschämt war.

Ich empfehle deshalb allen, die in der Krebsnachsorge tätig sind: *„Gehen Sie einmal zu der örtlichen Selbsthilfegruppe hin und hören Sie mit offenem Herzen die Probleme der Krebspatientinnen an!"*

Meine Ausführungen erheben keinen Anspruch auf Allgemeingültigkeit; sie haben sich in meiner Nachsorgepraxis als praktikabel und helfend gezeigt. Mit dem Zitat des schweizerischen Dichters Adolf Musch möchte ich abschließen:

„Der Krebs hat den Erfindungen der Medizin bisher in einer Weise gespottet, die den Verdacht nahelegt, diese Krankheit sei auf allopathischer Basis für allemal nicht zu behandeln. Sie setzt ein neues revolutionäres Verständnis des Zusammenhanges von Gesundheit und Krankheit voraus."

Literatur

Hamer RG (1989) Krebs – Krankheit der Seele. Amici di Dirk-Verlag, Köln
LeShan L (1976) Psychotherapie gegen den Krebs. Klett-Cotta, Stuttgart
Lermer S (1987) Krebs und Psyche. Goldmann, München
Ludwig W-D (1986) Krebs – Ausweg aus der Sackgasse. Kalliope, Siegen
Meerwein F (1981) Einführung in die Psychoonkologie. Huber, Bern
Siegel B (1988) Prognose Hoffnung. Econ, Düsseldorf

Anschrift des Verfassers

Dr. med. Holger Ludwig
Weinstraße 35
6748 Bad Bergzabern

Gedanken zur psychosozialen Nachsorge brustkrebskranker Frauen aus der Sicht des Hausarztes

8

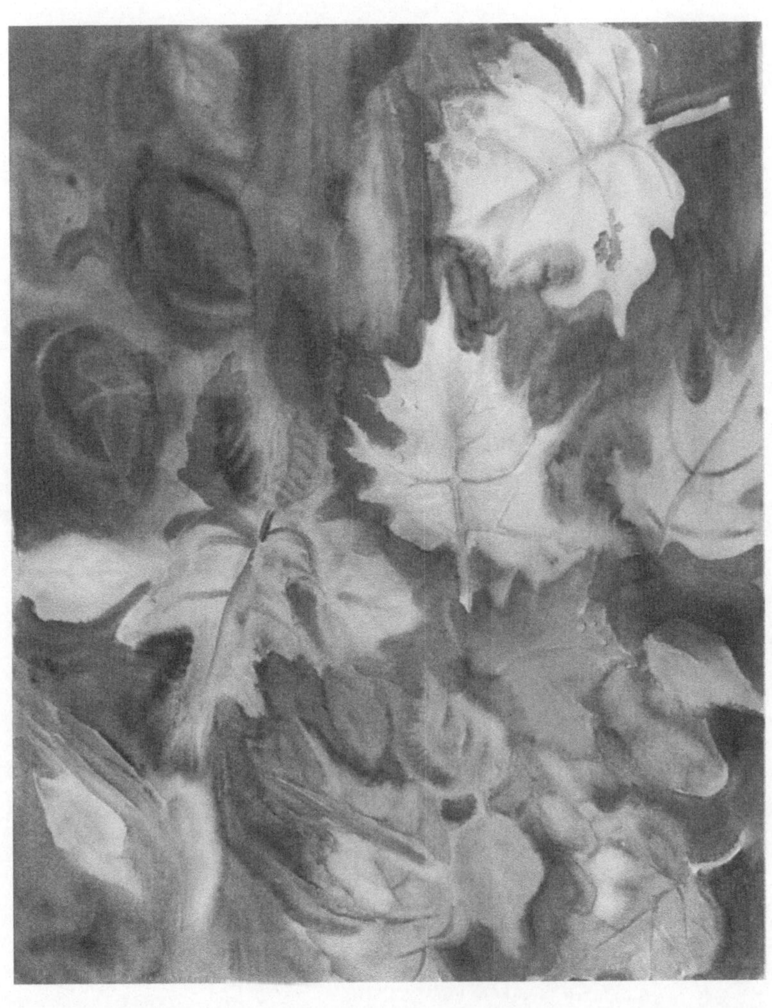

In Tennessee Williams' Theaterstück „Süßer Vogel Jugend" (Williams, 1959) hat Boss Finley seine Frau im Angesicht des Todes über diese Wirklichkeit hinweggetäuscht. Er wußte die ganze Todeswahrheit und schenkte ihr, bevor sie starb, eine sehr wertvolle Brosche. Sie sollte glauben, sie werde wieder gesund. Was soll eine sterbende Frau mit so einem Diamanten anfangen, meinte sie. „Liebling", sagte Finley, „sieh Dir doch den Preis an, eine fünfstellige Zahl! Würde ich so viel für eine Diamantbrosche investieren, um sie einer Toten aufs Hemd zu stecken?" Da lachte die alte Dame. Sie starb in der Nacht an einer inneren Blutung und glaubte bis zuletzt, daß sie nicht sterben würde.

Kann man das wirklich ertragen, zu wissen, daß man bald sterben muß, aufgegeben zu sein von den Ärzten? Ist die barmherzige Lüge wirklich ein Trost? Oder zerstört sie den letzten Rest an Vertrauen? Hat der Patient ein Recht auf die volle Wahrheit, um die Chance zu haben, das Leben noch zu ordnen? Diese Frage stellt sich gerade in einer Zeit, wo Beerdigungsinstitute mit Leichenkosmetik und Gräberkult aus jedem Grab fast einen Schrebergarten machen, wohl zur Kompensation des Schuldgefühls für den versäumten Umgang mit dem Sterbenden.

So stellt sich schon zu Beginn die Frage nach der Wahrheitsvermittlung beim Krebskranken. Ein bewegendes Erlebnis der letzten Jahre hat diese Frage erneut in ihrer Wirksamkeit deutlich gemacht. Das waren die intensiven Gespräche mit an Brustkrebs erkrankten Frauen auf dem ‚Monte Verita' in Ascona (Alt et al. 1986).

Schwestern, Psychologen, Sozialarbeiter und Ärzte waren mit brustkrebskranken Frauen zusammengekommen, um in einem offenen Dialog voneinander zu lernen. Dazu einige Aussagen Betroffener:

„... am Abend, als mir der Professor gesagt hat: ‚Ihre Brust muß amputiert werden', bin ich, obwohl ich damit gerechnet hatte, sicher leichenblaß geworden. Eine Ärztin sagte zu mir dann: ‚Ach Gott, was ist denn dabei, Sie ziehen sich ja doch vor niemandem mehr aus und Ihrem Mann kann das egal sein.' Ich war monatelang furchtbar gekränkt. Am nächsten Tag, es war ein schöner warmer Herbsttag, meinte der Arzt, ich sollte ein bißchen spazieren gehen. Ich schaue sonst immer die Gesichter der Menschen an, präge sie mir auch ein. An diesem Tag sah ich kein Gesicht, keine Beine, keinen Mann. Nur Busen und immer wieder Busen. Das war entsetzlich."

Noch ist das unselige Wort ‚Krebs' beladen mit existentieller Bedrohung, mit Unheilbarkeit und Tod. Deshalb ist die Sachinformation durch den Hausarzt so bedeutungsvoll: der Hinweis auf den so verschiedenen Verlauf der Tumorerkrankung, auf die Tatsache, daß bei Einsatz aller Möglichkeiten in immer höherem Prozentsatz auch eine Heilung möglich ist. Doch nichts kann sich katastrophaler auswirken, als die unvorbereitete Mitteilung der Diagnose durch einen fremden Arzt. Dann ist es die Rückkehr des krebskranken Patienten in seine Familie, seinen Beruf und damit in die Gesellschaft, die Probleme bringt.

Dabei kann der Hausarzt aber ein hilfreicher Begleiter sein, wenn er die Fragen nach der Prognose, nach der Wahrheit am Krankenbett, nach der Hoffnung, nach dem Sterben auch zu seinen eigenen macht. Der jahrzehntelange Umgang mit Krebskranken hat gezeigt, daß die ambulante Betreuung das erstrebte Ziel des Kranken ist. Es ist nicht das Thema, die Schwierigkeiten für den Aufbau eines Behandlungsteams von der Klinik bis zum Hausarzt aufzuzeigen. Nur – der Beistand bleibt oft im Netz dieser Schwierigkeiten hängen.

Bleiben wir jedoch beim Hausarzt, bei seinen notwendigen Voraussetzungen für den Beistand im Rahmen eines Teams, an dessen Anfang und Ende er stehen sollte. Als Basis für seine Wirksamkeit am Patienten steht der Sach- und Informationsstand. Jeder Reichtum an Kenntnissen bleibt ohne therapeutischen Einfluß, wenn die geistig-seelische Dimension fehlt.

Im ärztlichen Alltag sind die häufigsten Fragen: *„Wie geht es weiter? Was habe ich zu erwarten? Wie lange habe ich noch zu leben?"* – also Fragen auf Fragen, die in die Zukunft reichen. Wie oft geht auch der erfahrene Arzt, der seine Patienten schon über Jahrzehnte begleitet hat, mit dieser Frage seines Patienten schlafen. Wie oft findet er keine oder nicht die richtige Antwort. Wie oft werden Fragen dramatisch, schicksalhaft beantwortet – gegen alle diagnostische Voraussicht. Die Frage nach der Prognose gehört also zum täglichen Leben des Arztes.

Am Anfang der abendländischen Medizin steht ein Werk des Hippokrates mit dem Titel „Prognostikon" (Alexanderson 1963). In unseren Handbüchern der speziellen Pathologie und Therapie werden der Ätiologie, der Pathogenese, Symptomatologie, Diagnose und Therapie viele Sonderwerke gewidmet. Doch eine systematische Schilderung der Prognose, deren Handhabung in der Praxis so wichtig ist, ist in der zugänglichen neuzeitlichen Literatur nur andeutungsweise zu finden.

Hippokrates hielt denjenigen für einen tüchtigen Arzt, der vorausschauend ist, der das, was sich auf den Status, die Vorgeschichte und Prognose bezieht, rechtzeitig vorher erkennt und sich überdies Gedanken macht, was die Kranken ihm nicht anvertraut haben. Die hippokratische Methode war streng individualisierend. Das Schaubare und Geschaute überwog derart das Vorgestellte oder nur Gedachte, daß die Beurteilung nie Gefahr lief, im System zu erstarren, und immer wieder fähig war, sich dem Tatsächlichen anzupassen.

Die Fortschritte der Medizin der letzten Jahrzehnte haben prognostische Überlegungen vergangener Zeiten natürlich verändert. Vieles, zu vieles scheint machbar geworden zu sein – so glaubt wenigstens der Kranke und oft der noch unerfahrene Arzt. Doch bei allem Wissen bleibt jede Prognose ein Wagnis. Manche Fehldeutung könnte durch prognostische Weisheit, d. h. durch vorausschauende Fähigkeit, verhindert werden. So gewinnt der Arzt an Bedeutung, der in einem neuen sozialen Dienstleistungsgefüge eine zentrale Aufgabe übernehmen muß und kann. Darüber hinaus ist auch die Partnerrolle von Bedeutung, in der der kranke Mensch sein eigenes Sein, seine innere Geschichte mit in die Sprechstunde bringt. Alexander Solschenizyn klagt in seiner ‚Krebsstation‘, daß man auch noch einen verloren habe, der eine so wichtige Rolle spielte, nämlich den Hausarzt. Es war auch K. H. Bauer (1949), der sagte: „Der Urgrund des Krebsproblems ist immer der Mensch." Dieser Mensch ist jedesmal ein Individuum eigener Prägung, unwiederholbar; unwiederholbar, wie die so oft einsame Zweisamkeit zwischen Patient und Arzt. Diese Tatsache wird immer der Begegnung Patient–Arzt bei bestehendem Vertrauensverhältnis das Einmalige geben.

Es besteht Anlaß zu der kritischen Frage: Gibt es noch den Hausarzt oder ist er längst abgelöst durch Institutionen vielfältigster Art? Die meisten Praxen vermitteln noch den Eindruck, in der Mehrzahl der Krankheitsgeschehen nicht nur Endstation, sondern auch erste Begegnung zu sein, und das im Bereich zwischen rationaler Handlungspflicht und menschlicher Zuwendung. Noch immer kann man davon ausgehen, je länger eine Praxis die Möglichkeit hat, ein Vertrauensverhältnis mit dem kranken Menschen aufzubauen, desto breiter wird das Spektrum der Entscheidungshilfen für den Arzt, in die er einbezogen wird. Da sind so wichtige Fragen, wie: die operative Maßnahme, Ausmaß und Unterschiedlichkeit der Methoden, zytostatische Behandlung, Strahlentherapie ja oder nein? Einsatz von Naturheiloder sog. paramedizinischen Behandlungsmethoden? Schließlich Schmerzbehandlung und terminaler Beistand? Die Gewichtung dieser Fragen sei hier beispielhaft dargestellt:

Eine 76jährige Frau geht zum ersten Mal im Ablauf einer internen Beratung zu einer gynäkologischen Früherkennungsuntersuchung.

Ein kleiner Mammatumor wird getastet. Mammographie, Probeexzision, histologisch Carcinoma solidum scirrhosum, T1. Die Familie bittet um Rat. In der folgenden Diskussion mit den behandelnden Ärzten wird die Unterschiedlichkeit der Einstellung zur operativen Methodik, zur Frage der Nachbestrahlung, der Chemotherapie und der eventuellen Hormonbehandlung deutlich. Die Vielschichtigkeit der jetzt ausgelösten Problematik im familiären und zwischenmenschlichen Bereich, wo urplötzlich ein Mensch aus ungestörtem Lebensgefühl heraus krank wird, gibt dem Arzt keine Alibifunktion im Rückzug auf die Methode einer Schule, die angeblich die einzig bewährte ist. Der hausärztliche Einfluß hat in diesem Fall ein Mindestmaß von Maßnahmen durchgesetzt. Die Patientin lebt seit nunmehr 10 Jahren unbeschwert.

So sinnvoll – wie z. B. bei dieser Patientin – der Einsatz des hausärztlich tätigen Arztes sein kann, so hilfreich ist in vielen Fällen der Beistand in Frauenselbsthilfegruppen. An dieser Stelle ist es ein Anliegen des Autors, an zwei Frauen zu erinnern, die nicht mehr unter uns sind. Sie haben als Betroffene Krebskranken ihre Hilfe in aufopfernder Weise angeboten. Frau Ursula Schmidt, als Vorsitzende der ‚Frauenselbsthilfe nach Krebs‘, und Frau Annemarie Tausch, als Gesprächstherapeutin. Sie gaben den Krebskranken Rückhalt, Geborgenheit, Freude und ein neues Selbstbewußtsein. So sagte eine junge krebskranke Frau: *,,Die so quälende Frage: Warum gerade ich?, könnte vom Kranken auch umgewandelt werden in die Frage: Warum nicht ich?‘‘*

Dann immer wieder die Äußerung aus der Gruppe, wie verlassen sich der Krebskranke nach der Entlassung aus der Klinik fühlte, wie allein gelassen mit seinen Sorgen.

Die Akutbehandlung ist beendet. Wo ist die Anlaufstelle, die Antwort weiß auf die jetzt auftauchenden Schwierigkeiten beruflicher, familiärer und psychosozialer Art? Die Abwehr- und Verleugnungshaltung der Umwelt gibt keine Möglichkeit zu einem aufrichtigen Austausch von Gedanken über die Zukunft.

Das sind Meinungen und Entwicklungen, die jeden von uns, der glaubt hausärztlich tätig zu sein, nachdenklich stimmen müssen. Ist uns da ein Gespür für den kranken Menschen verlorengegangen? Hat uns unsere hochspezialisierte Medizin so weit vom Menschen mit seiner Krankheit entfernt? Oder ist es nicht auch systemimmanent, da der Kostenträger in erster Linie naturwissenschaftliche Untersuchungen und Behandlungen finanziert und wenig Raum läßt für zeitraubende ärztlich-therapeutische Gespräche? Oder sind wir nicht vielmehr in eine weltweite Entwicklung eingebunden, bedingt durch die fortschreitende Perfektionierung der Medizin, die sich nur als angewandte Naturwissenschaft versteht und somit gezwungen ist, einen großen Kompetenzbereich ihres sozialen Auftrages aufzugeben? Denn nur so wird verständlich, daß es heute in der Welt mehr als 350 Heil- und Hilfsberufe gibt. Das könnte bedeuten, der Hausarzt ist nicht oder nicht mehr Endstation. An seine Stelle ist eine Schwester, ein Klinikarzt, ein Seelsorger getreten. Der Kranke stirbt fast immer im Krankenhaus.

Diese oft geäußerte Meinung hat den Autor beunruhigt und ihn gegen Ende eines Arztlebens in Frage gestellt. Er hat deshalb einen Doktoranden gebeten, der Frage nachzugehen (Stückle 1981).

In einer großen Landpraxis wurde eine Analyse durchgeführt, in der zur Zeit noch 45 Malignomkranke in Behandlung stehen. In einem Zeitraum von knapp drei Jahrzehnten starben 127 Menschen an Malignom, davon 62 im Krankenhaus, 65 zu Hause. Also knapp die Mehrzahl zu Hause. Dabei zeigte sich, daß der Sterbeort u.a. auch abhängt von der Prognose, d.h. der Überlebenszeit des jeweiligen Malignoms. So bleiben z.B. Frauen mit Mammakarzinom nach der Diagnosestellung meist zu Hause. Sie sterben dann sehr oft an anderen Krankheiten. Für das Sterben im Krankenhaus sind heute viele Faktoren verantwortlich: die ungünstige familiäre Situation, Raum- und Pflegenot, dann das Alleinsein der kranken Menschen, aus welchen Gründen auch immer.

Diese Arbeit hat bestätigt, daß es der Wunsch der weitaus größeren Zahl krebskranker Menschen ist, zu Hause zu sterben. Der Hausarzt ist also nicht die einzige Wirklichkeit für den krebskranken Menschen, aber eine bedeutsame, da sie die Möglichkeit in sich birgt, erste Begegnung und letzte Zuwendung zu umfassen. Nachsorge kann nicht nur die Übernahme und Fortführung klinischer Behandlungsdaten sein; sie schließt eben auch das weite Spektrum der Entscheidungshilfen und die Kenntnis vom ganzen Menschen in seiner Umwelt in gesunden und in kranken Tagen ein.

Angeregt durch diese Arbeit hat der Autor eine Bestandsaufnahme seiner eigenen Praxis durchgeführt und kam zu dem überraschenden Ergebnis, daß sich zu diesem Zeitpunkt 34 Malignomkranke in seiner Praxis befinden. Vier dieser Patienten ‚schlummern‘ in der Kartei seit vielen Jahren. Wohl kamen sie wegen anderer Erkrankungen dann und wann in die Praxis, aber das Malignom haben Patient und Arzt anscheinend vergessen oder verdrängt. Die nicht beabsichtigte Konsequenz: die Krebskranken wurden einer eigenen Kategorie zugeordnet.

Diese Menschen wollte der Autor aber im Verbund seiner Kranken wissen, als Individuen.

Die Gruppe ist wohl die Sehnsucht dieser Zeit. Ist es die Krankheit, nicht krank sein zu können? Oder ist es mehr die Sinnentleerung menschlichen Zusammenlebens, das Versagen jedes einzelnen, von mir, von Dir, von uns? Hilflosigkeit in der Familie, in unserer Gesellschaft, obwohl sie mit sogenannten sozialen Hilfen überladen ist!

Dieser Denkansatz sei richtig zu plazieren, nämlich in die tägliche Begegnung mit dem kranken Menschen. Die Nachsorge ist erlernbar und auch durchführbar bei sinnvoller Zusammenarbeit von Klinik und Praxis im technischen Bereich, z. B. die Chemotherapie, die labormäßige Überwachung usw. Doch das Essentielle der Tätigkeit des Hausarztes liegt in der Dimension des Geistig-seelischen. Dazu sei an ein Wort Viktor von Weizsäckers (Hahn et al. 1987) erinnert: „... daß Krankheit kein Defekt ist, daß vielmehr Krankheit nichts ist als der Mensch selbst, seine Gelegenheit, er selbst zu werden."

Literatur

Alexanderson B (1963) Die Hippokratische Schrift Prognostikon. Almqist & Wiksell, Göteborg
Alt D, Boehm G von, Weiss G (Hrsg) (1986) Miteinander reden. Brustkrebskranke Frauen sprechen mit Experten. Springer, Berlin Heidelberg New York Tokyo
Bauer KH (1949) Das Krebsproblem. Springer, Berlin Göttingen Heidelberg
Hahn P, Jacob W (Hrsg) (1987) Viktor von Weizsäcker zum 100. Geburtstag. Springer, Berlin Heidelberg New York Tokyo
Stückle P (1981) Krebskranke in 3 Jahrzehnten in einer Landpraxis. Diss. Heidelberg
Williams T (1959) Sweet bird of youth. In: Browne I (ed) (1988). Penguin, Harmondsworth

Anschrift des Verfassers

Prof. Dr. med. Hansjakob Mattern
Dantestraße 10 c
6900 Heidelberg

Psychosoziale Aspekte der Nachsorge brustkrebskranker Patientinnen aus der Sicht der Frauenselbsthilfe nach Krebs e.V.

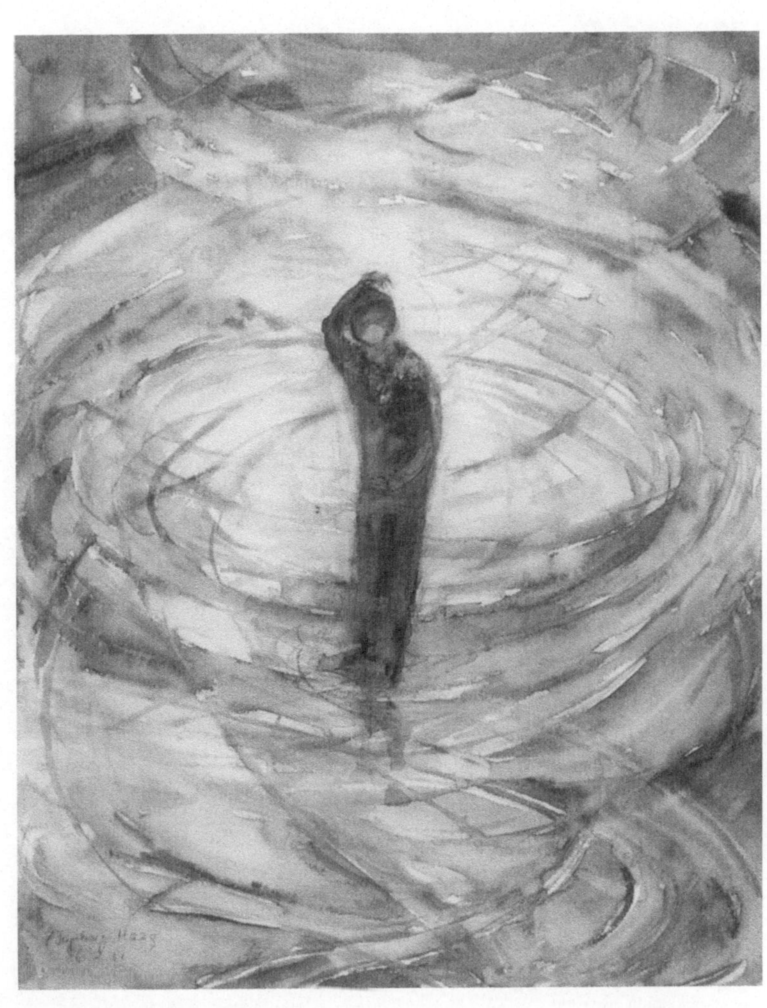

Wie stark das Bedürfnis nach Selbsthilfe für Krebskranke ist, zeigt sich in beeindruckender Weise an der Entwicklung der Frauenselbsthilfe nach Krebs; denn wenn aus einem Treffen einiger krebskranker Frauen eine Organisation erwächst, die mittlerweile rund 230 Gruppen (1990) mit etwa 30 000 Teilnehmern zählt, so sagt dies mehr als alle Worte (Kleist 1987).

Ursula Schmidt ist die Initiatorin der heutigen Frauenselbsthilfe nach Krebs. Das Fehlen der schlichten Nächstenliebe brachte sie dazu, im September 1976 eine kleine Gruppe von Frauen aufzufordern, eine Interessengemeinschaft zu gründen, die genau wie sie selbst eine Brustoperation hinter sich hatten.

Ihr persönliches Schicksal motivierte sie, Krebskranken nicht nur seelisch zu helfen, sondern auch praktische Hilfe und Unterstützung anzubieten.

Ihre Situation nach der Operation drückte sie folgendermaßen aus:

„Früher war ich psychisch stabil, danach war ich psychisch schwach. Alles schien mir wegzuschwimmen – meine Lebenskraft, mein halbes Leben!

Ein Jahr nach Amputation und Bestrahlung fragte ich mich: Wie mag es den anderen Krebskranken ergangen sein, wenn schon in mir eine so starke Veränderung vorgegangen ist? Wie hat es der Nächste verkraftet, der vielleicht nicht soviel innere Reserven besitzt, über die ich glaubte, noch zu verfügen? Man fällt in eine nie gekannte Depression, erwacht jedoch wieder als ein neuer Mensch, für den die inneren Werte allen Seins neue Gültigkeit, sicher klarere Züge gewonnen haben (Schmidt 1985).

Ich stellte mir die Frage: Wie kann ich dem nächsten Krebskranken helfen? – Wie kann ich meinem Schicksal danken, daß ich leben darf? Im Jahre 1975 war es schwierig, eine klare Richtung zu finden. Meine eigene Stimmung schwang hin und her – früher war ich so fest. Wie soll es nur weitergehen mit all den Krebskranken, die weniger Kräfte mit auf den Weg bekommen haben? Bald spürte ich auch, daß mein Berufsleben nicht mehr so klappen wollte wie einst. Und immer wieder die gleiche Frage: Wie mag es den anderen ergangen sein, die nicht über die gleiche innere Kraft verfügen? Wie mögen sie sich heute fühlen? Wird man mit dem Finger auf sie zeigen?

Schließlich entschloß ich mich, meinen Beruf als Lehrerin vorzeitig aufzugeben. Doch was nun?

Spontan hatte ich einen Gedanken, der sehr bald in mir feststand: Ich werde mich um Krebskranke kümmern. Aber wie? Ich bin doch kein Arzt und keine Krankenschwester. Also muß ein neuer Weg gefunden werden."

Es entstand ein 5-Punkte-Programm, das noch heute Gültigkeit hat:

1. Seelische Betreuung Krebskranker
2. Hilfe bei der Überwindung der Angst vor weiteren Behandlungen
3. Vorschläge zur Festigung der Widerstandskraft
4. Hilfe zur Verbesserung der Lebensqualität
5. Informationen über soziale Hilfen, Versicherungs- und Schwerbehindertenrecht

Aus diesen 5 Punkten kann man erkennen, daß wir als Betroffene unseren eigenen Weg gehen und als zusätzliches Angebot von allen professionellen Kräften in Anspruch genommen werden können. Wir sind alle selbst von Krebs betroffen und arbeiten alle ehrenamtlich.

Welcher Schwerpunkt liegt in unserem Wirken?

Wir treten vor den von dieser Krankheit Betroffenen hin und können ihm aus eigenem Erleben Hoffnung schenken: *,,Schau mich an – auch ich habe gelitten – wie Du! Doch Krebs muß nicht Tod bedeuten – ich habe den Krebs überwunden – auch Du kannst es schaffen!"*

Diese Aussage ist die wichtigste, die wir dem neu Erkrankten gegenüber zum Ausdruck bringen können. Der Krebskranke wird ganz besonders von demjenigen neue Hoffnung schöpfen, der diese Krankheit selbst erlitten hat. Über Krebs sollte jeder ohne Vorbehalt sprechen können wie über jede andere Erkrankung.

Noch immer ist Krebs nicht gesellschaftsfähig – noch immer schreckt der Nächste zurück, wenn er hört: *,,Ich habe Krebs!"* Noch immer hat der Berufstätige Schwierigkeiten, wenn er seinem Arbeitgeber sagt: *,,Ich mußte mich einer Krebsoperation unterziehen!"* Um das Wort ,,Krebs" zu entmythologisieren, es aus der Tabuzone zu lösen, sind wir angetreten. Aus diesem Grunde haben wir uns bewußt ,Frauenselbsthilfe nach Krebs' genannt.

Wichtig für den Krebspatienten ist es, seine Ängste auszusprechen, sie nicht zu verdrängen; auch nicht so zu tun, als ob sich nichts Wesentliches in seinem Leben ereignet hätte. Es gilt, die Krebserkrankung innerlich zu verarbeiten, die hiermit in Zusammenhang stehenden Probleme aufzuarbeiten. Zumeist ist der Krebskranke unfähig, aggressiv zu reagieren, negative Gefühle nach außen zu zeigen, eine innere Hemmschwelle zu überwinden, um das nach außen abzuleiten, was ihn im tiefsten Inneren bedrückt. Dies geschieht am leichtesten in der Gruppe, in zahlreichen Einzel- und Gruppengesprächen.

Wir Betroffenen der ‚Frauenselbsthilfe nach Krebs' sind noch viele Jahre Patienten und benötigen unseren Arzt des Vertrauens. Unsere Lebensqualität – und vielleicht auch Lebensdauer – hängt zu einem wesentlichen Teil davon ab, daß jeder von uns den Arzt findet, dem er sich voll und ganz anvertrauen kann. Deshalb streben wir ein echtes partnerschaftliches Verhältnis zur Ärzteschaft an.

Aus diesem Grund hat auch jede Gruppe ihren begleitenden Arzt; denn wir sind ja Laien und wollen bewußt das Medizinische aus unserem Wirken ausklammern. Hierfür ist allein der Arzt zuständig.

Krankenhausbesuche gehören zu unserem Alltag; bisweilen werden wir vom Stationsarzt bzw. von der Stationsschwester gebeten:

„Schauen Sie doch einmal in dieses Zimmer – hier liegt eine Patientin, die mit dem Schock ‚Krebs' nicht fertig wird." Häufig hören wir von Ärzten, daß die Behandlung bei der Patientin besser anschlägt, seit sie der Selbsthilfegruppe angehört. So können beide gemeinsam – Arzt und Selbsthilfegruppe – dazu beitragen, das schwere Los der Krebspatienten zu erleichtern (Becker 1988).

Die Frauenselbsthilfe nach Krebs e.V.

Der Gründerin und Bundesvorsitzenden der Frauenselbsthilfe nach Krebs e.V., Ursula Schmidt, wurde die Krebserkrankung selbst zu ihrem Schicksal. Die letzten 10 Jahre ihres Lebens widmete sie bis 1986 voll und ganz der selbstgestellten Aufgabe, eine Säule der Hilfsbereitschaft zu errichten, die ein Bestandteil der Krebsnachsorge im Bundesgebiet wurde (Festschrift 1986).

1986 wählten die Mitglieder ein Fünfergremium als neuen Bundesvorstand. Fünf gleichberechtigte Damen tragen nun gemeinsam die Verantwortung.

Die Aufgaben und Ziele der Frauenselbsthilfe nach Krebs sind im folgenden zusammengefaßt:

Wer sind wir?

Wir sind eine Vereinigung von Frauen, die eine Krebserkrankung aus eigenem Erleben kennen.

Wir sind Laien und arbeiten ehrenamtlich mit selbstverständlicher Diskretion. Wir stehen unter der Schirmherrschaft der Deutschen Krebshilfe.

Unsere Selbsthilfeorganisation besteht seit 1976 und umfaßt
- den Bundesverband,
- 5 Landesverbände,
- ca. 230 Gruppen bundesweit,
- 2 Geschäftsstellen,
- 3 Kontaktstellen,
- ca. 10 aktiv tätige Kontaktpersonen,
- ca. 30 000 Krebskranke werden von uns betreut.

Mitglieder unserer Vereinigung sind laut Satzung alle Personen, die eine organschaftliche Tätigkeit für den Verein ausüben, dies sind z. Z. ca. 700 Personen. Unsere Mitglieder arbeiten ehrenamtlich ohne Bezahlung.

Was wollen wir?

Wir möchten durch unser Beispiel Hoffnung geben und vermitteln, daß es ein erfülltes Leben nach einer Krebserkrankung gibt. Als Laien möchten wir Partner von Ärzten und Sozialhelfern und keine Konkurrenz zu professionellen Kräften, sondern eine zusätzliche Hilfe in der Krebsnachsorge sein.

Was tun wir?

Wir laden die Betroffenen zu Einzelgesprächen und Gruppengesprächskreisen ein. Telefonberatungen werden durchgeführt, alles unter Wahrung äußerster Diskretion.

Wir treffen uns
- zur Gymnastik,
- zum Schwimmen,
- zum Wandern,
- zum Basteln und Handarbeiten.

Wir laden in unsere Gruppe ein:

- Ärzte,
- Psychologen,
- Ernährungsberater,
- Prothesenfachleute,
- Experten aus dem Versicherungs- und Sozialwesen.

Wir helfen, wo unsere Hilfe erwünscht ist, und wir geben Anregungen zur Selbsthilfe.

Unser Programm

Die Aktivitäten unserer Vereinigung werden insbesondere verwirklicht durch persönliche Kontakte und Aussprachen in unseren Selbsthilfegruppen im Sinne der Konzeption

„Krebskranke helfen Krebskranken"

1. Seelische Begleitung Krebskranker:	Menschliche Zuwendung in Einzelgesprächen, in Gruppengesprächskreisen, bei Gruppenaktivitäten, im Erfahrungsaustausch und bei Besuchen am Krankenbett.
2. Hilfe bei der Überwindung von Angst vor weiteren Behandlungen:	Vermitteln von Hoffnung durch persönliches Beispiel.
3. Vorschläge zur Festigung der Widerstandskraft:	Gymnastik, Schwimmen, Wandern, kreatives Gestalten, Informationen durch Arztvorträge, Vorschläge für eine gesunde Ernährung.
4. Hilfe zur Verbesserung der Lebensqualität:	Herausführung aus der Isolation, Hilfe zur Selbsthilfe, Informationen über krankheitsbezogene Hilfsmittel, gemeinsame Unternehmungen.
5. Informationen über soziale Hilfen, Versicherungs- und Schwerbehindertenrecht:	Auskunft über soziale Leistungen wie Schwerbehindertenausweis, Krankenkassenleistungen, Nachsorgekuren, Renten und soziale Hilfen.

Wir unterstützen die E.G.-Kampagne „Europa gegen den Krebs"

Wir arbeiten in enger Kooperation mit den Ärzten bei der europaweiten Kampagne gegen den Krebs. Wir helfen bei der Verbreitung der *„10 Regeln im Kampf gegen den Krebs"*, die von der Kommission der Europäischen Gemeinschaft zur Krebsvorbeugung und Krebsfrüherkennung erstellt wurden (Europäischer Kodex gegen den Krebs). Sind doch die Sachverständigen davon überzeugt, daß die Einhaltung dieser „10 Regeln" einen erheblichen Rückgang der krebsbedingten Todesfälle in der EG zur Folge hat.

Wir arbeiten länderübergreifend in Europa zusammen. Im Rahmen der gemeinsamen europäischen Aktivitäten von Ärzten mit Selbsthilfegruppen referierte Liselotte Gersdorff (1988) in Luxemburg über „die Bedeutung der psycho-sozialen Nachsorge aus der Sicht der Selbsthilfegruppen" anläßlich des Symposiums „Krebsvor- und -nachsorge durch niedergelassene Ärzte in Europa".

Zum Kernstück unserer Konzeption ‚Krebskranke helfen Krebskranken', dem schon erwähnten 5-Punkte-Programm, wurden dabei folgende Erläuterungen vorgetragen (Gersdorff 1988):

1. Seelische Begleitung
Am Telefon, bei einer privaten Zusammenkunft, dem Besuch am Krankenbett u. a. wird der erste Kontakt geknüpft. Aufgeschlossenes, verständnisvolles Zuhören mit wenig Rückmeldungen macht es dem Hilfesuchenden leicht, über seine Probleme zu sprechen. Der Kranke erfährt menschliche Nähe und Wärme; er fühlt sich angenommen und verstanden. Oft ist es, als ob sich Schleusen öffneten und den ganzen Kummer und all die Sorgen freigeben würden. – Manchmal folgen weitere telefonische Gespräche und, wenn der Kranke schon ein wenig aus seinem Tief heraus ist, eine Teilnahme am Gruppengeschehen. In der Gruppe bietet sich Gelegenheit zur Aussprache, zum Austausch, zu Freundschaften. Für viele hat die Gruppe familienähnliche Funktion. Erkrankt ein Gruppenteilnehmer erneut, begleiten wir ihn, manchmal bis zum Ende.

2. Hilfe bei der Überwindung von Angst vor weiteren Behandlungen
Wir können niemandem die Angst nehmen, denn wir sind keine Übermenschen. Oft fragen wir uns, was gibt uns die Kraft zum Weitermachen? Dadurch, daß wir in unserem Menschsein sichtbar werden, kann unser Beispiel des Loslassens, des Annehmens, des aus der Schwäche geborenen Muts und der Tatkraft als Ausdruck des Wissens um eine höhere Führung wegweisend sein.

3. Vorschläge zur Festigung der Widerstandskraft
Unsere Vorschläge bleiben nicht im luftleeren Raum der Theorie. Nach den Bedürfnissen und Möglichkeiten der einzelnen Gruppen geben wir Gelegenheit zur Teilnahme an therapeutischer Gymnastik, psychischen Entspannungsverfahren und Schwimmen. Das Wandern bringt in froher Gemeinsamkeit Bewegung und kann die Sinne für die Schönheiten der Natur im Wechsel der Jahreszeiten aufschließen. Kreatives Gestalten weckt schöpferische Kräfte, die das herabgesetzte Selbstwertgefühl neu erstarken lassen.

Vorschläge für eine vollwertige Ernährung bieten die Möglichkeit, auch hier einen eigenen Anteil zu einer gesünderen Lebensweise zu leisten.

Wissen vermindert Angst. – Ärzte, Psychologen, Fachleute aus den verschiedensten uns betreffenden Gebieten sind gerne bereit, uns über ihr Fachgebiet zu unterrichten und in der anschließenden Diskussion mit den Betroffenen auf deren Anliegen einzugehen.

4. Hilfe zur Verbesserung der Lebensqualität

Die schon erwähnten Möglichkeiten, die verständnisvolle Begegnung von Mensch zu Mensch, der gemeinsame Besuch kultureller Veranstaltungen führen aus der Isolation heraus. Die Gruppe bildet einen Schutzraum für eine Wiedergewinnung des Selbstwertgefühls, für das Entdecken neuer Fähigkeiten, für den Weg aus der Passivität zur Aktivität. Hier werden praktische Ratschläge gegeben, über krankheitsbezogene Hilfsmittel informiert und Erfahrungen ausgetauscht. Einer lernt den andern mit seinen Schwierigkeiten kennen und sieht, er ist nicht allein mit seinen Problemen. Die Gruppe bildet einen gesunden Gegenpol gegen egozentrisches Verhalten, die Fixierung auf die Krankheit.

5. Informationen über soziale Hilfen, Versicherungs- und Schwerbehindertenrecht

Hier sehen wir uns, wie übrigens auch bei den anderen Punkten, als eine Ergänzung der professionellen Kräfte. Wir kennen unsere Grenzen, geben keine medizinischen Ratschläge. Wir helfen den Betroffenen, soweit dies in unseren Kräften steht, sind aber dankbar, daß wir in allen Bereichen uns an Fachkräfte als Ansprechpartner wenden können. Die Bereitschaft zur Zusammenarbeit hat von dieser Seite her zugenommen, und doch ist es traurig, daß viele Ärzte, Sozialdienst u. a. uns ablehnend gegenüberstehen. Wieviel Voreingenommenheit und Vorurteile sind immer noch vorhanden! Wir haben doch alle ein Ziel: dafür zu sorgen, daß der Kranke mit seinen Nöten nicht alleine gelassen wird. Die Krankheit ist schon schlimm genug; helfen wir, daß nicht noch Unverständnis, Alleingelassenwerden, Ablehnung, den Rest besorgen!

„Gehen wir aufeinander zu; lernen wir uns kennen! Lassen Sie uns eine Masche in einem tragfähigen Netz sein, in dem sich Betroffene geborgen fühlen können!"

Unser Appell an die Ärzte: Machen Sie Ihre Krebskranken auf die Möglichkeit einer Kontaktaufnahme zu Selbsthilfegruppen aufmerksam!

Kommen Sie zu uns in unsere Gruppen, und wirken Sie bei uns mit! Viele Ärzte tun dies schon, aber es gibt immer noch Gruppen, die sich die Mitwirkung eines begleitenden Arztes wünschen. Wir brauchen Ärzte, die auf die vielen ungeklärten Fragen der Betroffenen Antwort geben.

Wir brauchen Ärzte, die sich Zeit nehmen zum „Miteinander reden". Es wird für Arzt und Patienten gleichermaßen wertvoll und hilfreich sein!

Literatur

Becker E (1988) Vortrag bei der Podiumsdiskussion des Hartmannbundes im Rahmen der Woche „Europa gegen den Krebs" in Bonn am 5. Mai 1988
Festschrift – 10 Jahre Frauenselbsthilfe nach Krebs e.V., 1986
Gersdorff L (1988) Ich bin hier – wir sind hier. Vortrag anläßlich des Symposiums „Krebsvor- und -nachsorge durch niedergelassene Ärzte in Europa" 1988 in Luxemburg der Europäischen Arbeitsgemeinschaft der Niedergelassenen Ärzte (E.A.N.A.), mit Unterstützung der EG-Kommission
Kleist S von (1987) In: Broschüre ‚Das Leben ruft mich immer wieder neu' der Frauenselbsthilfe nach Krebs e.V., 1987
Schmidt U (1985) Aus eigenem Erleben Hoffnung schenken. Signal 4:35

Anschrift der Verfasserinnen

Emmy Becker
Hildegard Röll
Annegret Haasche
Liselotte Gersdorff
Liselotte Konzer
Frauenselbsthilfe nach Krebs
Bundesverband e.V.
B 6, 10/11
6800 Mannheim 1
Tel. (0621) 24434

Vier Anregungen für die Zusammenarbeit der Ärzte mit Krebskranken in Selbsthilfegruppen

10

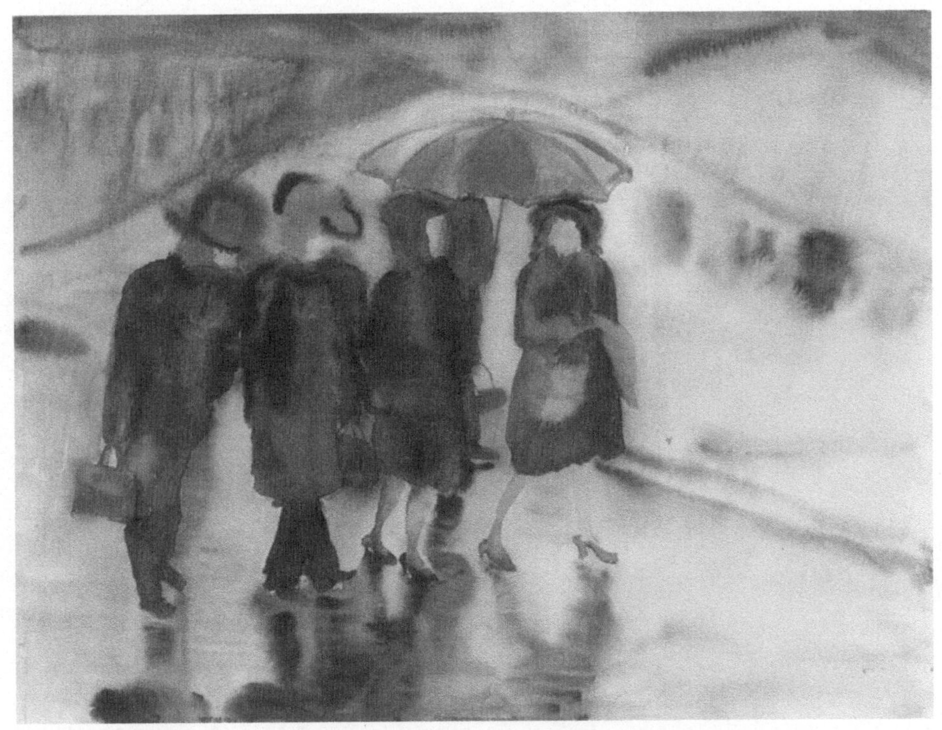

Diese Anregungen basieren auf 10jährigen persönlichen Erfahrungen als Selbstbetroffener bei den Anonymen Alkoholikern und als Berater über und mit Selbsthilfegruppen für Krebskranke, besonders der Frauenselbsthilfe nach Krebs. Sie können als Beispiele für die praktische Zusammenarbeit mit anderen gesundheitsfördernden und krankheitsbezogenen Selbsthilfegruppen, Selbsthilfegemeinschaften und -organisationen dienen.

Die erste Selbsthilfe als Gruppenaktivität ohne professionelle Helfer entwickelte sich durch die Anonymen Alkoholiker (AA). Sie wurde 1935 in den USA gegründet. Seither überwinden auf diese Weise Betroffene in Eigenaktivität und Selbstverantwortung ihre vorwiegend passive Patientenposition.

Somit ist Selbsthilfe in Gruppen nicht erst durch die Krebsnachsorge erfunden worden. Die Tatsache, sich mit einem Leidensgenossen auszusprechen, der sein ähnliches Schicksal glaubwürdig verarbeitet hat, stellt die größte psychologische Entlastung und Hilfe für die Krankheitsverarbeitung dar. „Dies wird auch durch keine Verbesserung menschlicher Seiten der Medizin aufgewogen" (Sellschopp 1988). Diese Tatsache erklärt auch die rasante Entwicklung der Frauenselbsthilfe nach Krebs, der stärksten Gruppe von Krebskranken (vgl. den Beitrag von Becker et al., S. 123). Es ist eben immer wieder das Gespräch zwischen Betroffenen, der vertrauensvolle Erfahrungsaustausch von Gefährtin zu Gefährtin, mit dem Angst abgebaut und neue Kraft für die Bewältigung der Krebserkrankung, für das Leben mit Krebs, geschöpft werden kann. Übrigens sind in Abstinenzgruppen wie den AA immer wieder auch Krebskranke vertreten. Die meisten waren primär alkoholabhängig, wurden meist bei den AA trocken, d.h. sie leben seit Monaten, mehreren und vielen Jahren abstinent und erleben, nachdem sie die Alkoholkrankheit zum Stillstand gebracht haben, in fortschreitender Nüchternheit ihren Krebs. Sie alle erleben die Diagnose Krebs, die operative, zytostatische und radiologische Behandlung als schwerste Belastungsprobe und größte Herausforderung für die Beibehaltung ihrer Abstinenz als Voraussetzung, um weiter sinnvoll leben zu können.

Die Selbsthilfebewegung wird als „stille Revolution" oder besser „Evolution" bezeichnet (Moeller 1987). Sind wir somit auf dem Weg zur Selbsthilfegesellschaft? Es gibt 40 000 soziale Selbsthilfegruppen, 6000–10 000 davon liegen im Aktionsbereich Gesundheit. Die krankheitsbezogenen Selbsthilfegruppen, Selbsthilfegemeinschaften und -organisationen vertreten die Interessen aller Betroffenen nach außen, helfen, die Einstellung der Betroffenen zu ihrer Krankheit zu verändern, und wollen auch die Einstellung der professionellen Helfer und derjenigen, die mit der Krankheit beruflich zu tun haben, beeinflussen. Sie verhelfen zu Geborgenheit in der Gruppe, liefern genaueres Wissen über das Leiden und eröffnen Kontakte zu engagierten Ärzten (Vilmar u. Runge 1986).

Das Verhalten von Ärzten gegenüber Selbsthilfegruppen ist auch heute noch im Alltag sehr ambivalent, obwohl Ärzteverbände, Politiker und Krankenkassen sich intensiv für die Zusammenarbeit mit Selbsthilfegruppen einsetzen.

In den Entschließungen des Deutschen Ärztetages 1986 und 1987 wurde zum ersten Mal zum Thema „Zusammenarbeit mit Selbsthilfegruppen" Stellung genommen:

„Jeder Arzt sollte grundsätzlich zur Zusammenarbeit mit Selbsthilfegruppen bereit sein. Im Verhältnis zur Selbsthilfegruppe sollte sich der Arzt aber auf die Rolle des ärztlichen Helfers und Beraters beschränken und nicht durch Übernahme der Leitung und Führung dieser Gruppe die Idee der Selbsthilfe und die sich in der Selbsthilfegruppe entwickelnde Eigeninitiative der betroffenen Kranken gefährden. Der Arzt sollte akzeptieren, daß sich der einzelne Patient in einer Selbsthilfegruppe zu einem emanzipierten Partner entwickelt, der ein Mitspracherecht für sich in Anspruch nimmt. Nur bei Anerkennung einer solchen Partnerschaft wird es möglich sein, einen Patienten aus der Selbsthilfegruppe als Helfer in die Betreuung anderer Patienten einzusetzen und damit deren Krankheit besser behandeln zu können, als dieser alleine dazu imstande wäre. Die für Alkoholkranke und ihre Angehörigen bedeutende Arbeit von Selbsthilfegruppen ist materiell und ideell zu unterstützen; die Erfahrungen solcher Gruppen, die sich mit denen der Psychiater decken, müssen von allen Ärzten verbreitet werden: Nur vollkommene Abstinenz kann einem alkoholabhängig gewesenen Patienten helfen! Das muß auch die breite Öffentlichkeit begreifen!" (Deutsche Ärztetage 1986).

„Mitwirkung von Ärzten in Selbsthilfegruppen: Die Deutsche Ärzteschaft ist der Auffassung, daß sie sich mehr als bisher den Selbsthilfegruppen, insbesondere auch nach Krebserkrankungen, zur Verfügung stellen muß. Zur Begründung wird festgestellt, daß nach wie vor ein großes Informations- und Beratungsdefizit bei Krebspatienten und ihren Angehörigen besteht; ferner, daß der entsprechende Beratungsbedarf fachliches Wissen erfordert und daß gerade diese Selbsthilfegruppen motiviert sind, professionelle Hilfen zu suchen und anzunehmen" (Entschließung vom Deutschen Ärztetag, 1987).

Die Auswirkungen dieser Entschließungen gehen aus einer 1988 vom Zentralinstitut für die Kassenärztliche Versorgung veröffentlichten Studie über das bisherige Verhalten der Ärzte bei der Zusammenarbeit mit Selbsthilfegruppen hervor:

„Selbsthilfe: Auch Ärzte können einen Beitrag leisten. Zur Kooperation mit Selbsthilfegruppen haben sich Ärzte bislang aus verschiedenen Gründen in nicht ausreichendem Umfange zur Verfügung gestellt. Dies gilt nicht nur, aber auch für solche Gruppierungen, die sich mit der Krebsnachsorge befassen. Die medizinische Versorgung wird durch Selbsthilfegruppen nicht überflüssig, kann aber oftmals ganz wesentlich unterstützt werden.

Die Selbsthilfe nach Krebs zielt auf die Verarbeitung der psychosozialen Konflikte ab, wobei das offene Gespräch und das sich spontan Mitteilenkönnen psychosomatische Krankheitsvorgänge günstig beeinflussen. Wir alle wissen, welche Bedeutung Solidarität,

Ehrlichkeit und Hoffnung für Krebskranke haben; gerade diese sind auch die tragenden Säulen der Selbsthilfeaktion. Ärzte sollten daher verstärkt ihren medizinischen Sachverstand in Selbsthilfegruppen einbringen und die Berührungsängste abbauen, die unbegründet und unerklärlich existieren. Es bedarf der Anpassung der medizinischen Versorgung an gegebene Bedürfnisse und Lebensbedingungen von Patienten durch eine fruchtbare Kooperation zwischen Ärzten und Selbsthilfegruppen. Ein weiterer Grund hierfür ist die demographische Entwicklung, die eine zunehmende Langzeitbetreuung und ambulante Rehabilitation zu einer zentralen Zukunftsaufgabe der niedergelassenen Ärzte werden läßt.

Für Ärzte ist es wichtig zu beherzigen, daß Selbsthilfegruppen medizinisch nicht ‚umarmt' werden wollen, und daß die Ärzteschaft erst lernen muß, sich als gleichberechtigtes Mitglied in Selbsthilfegruppen einzubringen und nicht auch dort in gewohnter Weise zu ‚verordnen'. Dann sind die ärztliche Betreuung und die Arbeit von und in Selbsthilfegruppen keine Gegensätze, sondern Ergänzungen. Man darf sicher sein, daß, wenn erst einmal eine größere Anzahl von Ärzten den Sinn, die Notwendigkeit und die Erfolge der Kooperation mit Selbsthilfegruppen erfahren hat, auch die anderen Ärzte sich mit der Wertigkeit solch anders gearteter ärztlicher Tätigkeit auseinandersetzen.

Da zwischen den Ärzten und Selbsthilfegruppen aber offensichtlich in den letzten Jahren ein Graben entstanden ist, gekennzeichnet durch Ablehnung, Rivalität und gegenseitige Vorwürfe, dürfte der Zugang zueinander nicht ganz einfach sein" (Flatten et al. 1988).

Aufgrund des Standes der derzeitigen Zusammenarbeit von Ärzten mit Selbsthilfegruppen ist die erneute Empfehlung 1989 bei der Eröffnungsveranstaltung des Deutschen Ärztetages besonders zu begrüßen: „Bescheiden und dennoch hoffnungsvoll sollten wir Ärzte die Chance der Selbsthilfebewegung wahrnehmen, sie fördern und unterstützen. Selbsthilfegruppen sind Reanimationseinheiten für das soziale Leben" (Huber, 1989).

Da sich diese Inhalte mit meinen mehr als 10jährigen persönlichen Erfahrungen auf dem Gebiet der Zusammenarbeit der Ärzte mit Selbsthilfegruppen – gerade auch bei den beiden Tabuthemen der Gesellschaft „Sucht" und „Krebs" – decken, fühle ich mich zu den folgenden Anregungen ermutigt: Ich bin davon überzeugt, daß die Zusammenarbeit mit Selbsthilfegruppen dem Arzt in Klinik und Praxis helfen kann, seine chronisch Kranken noch besser zu versorgen und zu begleiten, und daß sich die Beziehung zwischen Arzt und Patient dadurch wandelt.

Erste Anregung: Überprüfen Sie Ihre eigene Innere Einstellung zu Selbsthilfegruppen!

Akzeptiere ich die Betroffenen als Experten für ihr Kranksein – in ihren Gruppenbildungen ohne professionelle Leitung – mit ihrem Prinzip „Selbsthilfe geht vor Fremdhilfe" oder sind sie für mich ein

„wild gewordener Patientenhaufen – Berufskiller –, willensschwache und charakterlose Menschen, die sich zusammenrotten"?

Erweitern sie meine Möglichkeiten als Langzeitbegleiter von chronisch Kranken und ihren Angehörigen im psychosozialen Bereich? Führen sie zu Selbst- und Sozialveränderungen, oder decken sie nur medizinische Mängel auf, die ich dann auch noch neige, persönlich zu nehmen, obwohl jeder Arzt auch Kritik an der Medizin gerade von Patienten zulassen und auch selbst üben muß? Trotz aller Bemühungen haben gerade bei den Nachsorgemaßnahmen „Hilflosigkeit und Angst der Menschen nach einer Krebserkrankung oder mit einer Krebskrankheit nicht abgenommen" (vgl. den Beitrag von Gallmeier u. Kappauf, S. 1).

Bin ich zur Zusammenarbeit ohne Honorar bereit? Denn auch in der neuen Gebührenordnung für die ‚Zuwendungsintensive Medizin' gibt es keine Gebührenziffer für Selbsthilfegruppen. Kann ich bei den weiteren Diskussionen über Vergütung davon ausgehen, daß von seiten der Kassen kassenvertragsübliche Leistungen erst dann erfolgen, wenn sich mehr Ärzte auf Dauer aktiv im erhofften Sinne den Selbsthilfegruppen zuwenden?

Wie und wo stehe ich zu den zitierten Beschlüssen der Ärzteschaft in meinem Praxis- und Klinikalltag? Nehme ich die Chance der Selbsthilfebewegung wahr und fördere ich ihr Wachstum? Sollten sich doch gerade die Ärzte der Bedeutung ihrer Mitarbeit in den Selbsthilfegruppen noch mehr als bisher bewußt werden (Sellschopp 1988).

Wie weit bin ich bereit, Selbsterfahrungen in Selbsthilfegruppen zu sammeln, die mich persönlich interessieren oder/und für meine Patientenbegleitung wichtig sind?

Zweite Anregung: Nehmen Sie persönlichen Kontakt zu den Selbsthilfegruppen Ihres Einzugsgebietes auf!

Wagen Sie einige Probebesuche, denn vieles kann nicht erklärt oder beschrieben werden, – man muß es selbst erleben (Hambrecht 1983).

Einzelgespräche
Diese sind unerläßlich, denn die Listen über die Anschriften der Selbsthilfegruppen, wie sie von Verbänden, Krankenkassen und Beratungsstellen zur Verfügung gestellt werden, geben zwar wertvolle Hinweise, reichen aber zur Sach- und Fachinformation nicht aus. Hierzu

gehört der Aufbau einer Beziehungsebene. Wer sich kennt, arbeitet besser zusammen!

Schon bei der ersten Kontaktaufnahme sollten Sie daran denken, daß es sich um engagierte Betroffene handelt, die sich freiwillig über längere Zeit in Gemeinschaften zusammengeschlossen haben, um ihre Probleme und ihr Lebensschicksal durch Erfahrungsaustausch mit Gleichbetroffenen zu meistern. Sie sind keine Patienten im üblichen Sinne! Legen Sie bei diesen Gesprächen mit den Betroffenen in Kontaktstellen und Gruppen keinen wissenschaftlichen Maßstab an, sondern lassen Sie das Gehörte einfach auf sich wirken – und zwar ohne Vorurteile und Wertungen –, damit Sie den Zugang zu Ihren eigenen Gefühlen nicht blockieren.

Diese persönlichen Gespräche, die schnell geknüpft sind, geben zunächst Aufschluß über die Gruppenteilnehmer. Sind es wirklich Betroffene? Ist es eine Selbsthilfegruppe oder eine permanent ärztlich geleitete Gruppe, wie z. B. die Präventions- und Rehabilitationsgruppe der ambulanten Herzgruppen, die oft mißverständlich als Selbsthilfegruppe bezeichnet werden, obwohl sie sowohl einen Arzt als ständigen Gesamtgruppenleiter als auch einen Übungsleiter haben (Weiss 1988).

Die Gespräche geben ferner Aufschluß über die Arbeitsweise der Gruppe. Besteht Freiwilligkeit und Ehrenamtlichkeit der Mitglieder? Gibt es einen Sprecher (wie bei den AA) oder einen Leiter bzw. eine Leiterin? Sind dies auch Betroffene? Besteht gleichberechtigte Zusammenarbeit, sind alle Gleiche unter Gleichen? Arbeiten sie intern autoritär oder, wie eine Leiterin sagte: *„Ich stehe nicht davor und erzähle, was jeder machen soll. Ich bin heute ein Teil dieser Gruppe"* (Alt et al. 1986). Wie arbeitet die Gruppe mit Ärzten, Schwestern, Pflegern, Sozialarbeitern, Psychologen, Seelsorgern, Heilpraktikern und anderen professionellen Helfern zusammen? Besteht keine oder nur geringe oder dominierende Mitwirkung? Arbeiten sie zusammen, um sich selbst zu helfen und nicht in erster Linie, um anderen zu helfen? Geht Selbsthilfe vor Fremdhilfe? Führte etwaige Fremdhilfe bereits zum „Helfersyndrom", wovor ja nicht nur professionelle Helfer, sondern auch Betroffene nicht gefeit sind: „die zur Persönlichkeitsstruktur gewordene Unfähigkeit, eigene Gefühle und Bedürfnisse zu äußern, verbunden mit einer scheinbar omnipotenten, unangreifbaren Fassade im Bereich der sozialen Dienstleistungen" (Schmidbauer 1987).

Auf die möglichen Gefahren, denen der Selbsthilfeansatz durch Überlastung der Betroffenen aufgrund allzu altruistischen Verhaltens, durch Institutionalisierungstendenzen der Selbsthilfevereinigungen sowie durch die außerordentlich ambivalente Haltung der professionellen Helfer und Institutionen ausgesetzt ist, muß immer wieder aufmerksam gemacht werden (Matzat 1988).

Schließlich geben die Gespräche Aufschluß über die Finanzierung der Gruppe. Unterhält sie sich selbst? Von wem und wie wird sie unterstützt? Das ist eine wichtige Frage, „denn es ist ebenso ein Kunststück, Geld zu nehmen, ohne korrumpiert zu werden, wie es zu geben, ohne zu korrumpieren!" (Illich 1988).

Gruppentreffen

Gruppen sind erfreut, wenn Ärzte ihren Einladungen folgen. Nehmen Sie daran teil und hören Sie einfach zu! Vertiefen Sie diesen Kontakt z. B. als Referent oder als Berater etwa bei Neugründung einer Selbsthilfegruppe.

Wie schon erwähnt, spielt die Alkoholabhängigkeit bei Krebspatienten bzw. ihren Angehörigen als Doppelbelastung während der Krebsnachsorge eine erschwerende Rolle.

Nach vorsichtiger Schätzung sind 5–10% der Krebspatienten in Nachsorgekliniken alkoholabhängig. Die Zahl derjenigen Patienten, die einen alkoholabhängigen Partner haben, ist schwer zu schätzen, da die Sucht des Partners längst nicht immer zur Sprache kommt (Niederberger 1990).

Es ist empfehlenswert, diesen alkoholgefährdeten Krebskranken die entsprechenden Kontaktadressen der Anonymen Alkoholiker oder von Al-Anon, den Gruppen für Familienangehörigen von Alkoholkranken, mit entsprechenden Motivationsgesprächen zu übergeben, damit sie sich entsprechende Hilfe leichter holen können (Niederberger 1989).

Die Anonymen Alkoholiker (AA). Herzstück der AA-Gruppen sind die regelmäßigen Zusammenkünfte, geschlossene Meetings (Gruppentreffen) genannt. Sie finden meist einmal wöchentlich statt und dauern 2 Stunden. An diesem Erfahrungsaustausch nehmen nur Alkoholiker teil, die den ehrlichen Wunsch haben, mit dem Trinken aufzuhören. Jeder kann sich der Gruppe mitteilen.

Dabei spricht er nur für sich und über sich selbst – seine eigenen Gefühle. Namen sollen nicht genannt, Kritik soll nicht geübt und Ratschläge nicht erteilt werden. In den geschlossenen Meetings kann der Alkoholiker die Fähigkeit entwickeln – durch die Offenheit und das ehrliche Bekenntnis der anderen –, sich selbst zu erkennen. Der Schlüssel zur Genesung ist das Gespräch zwischen Alkoholikern, die sich gegenseitig Kraft und Hoffnung geben, das gemeinsame Problem zu lösen, „heute das erste Glas stehenzulassen". Keinesfalls erfolgt eine Einschaltung in die medizinischen Belange. Das Wirken der Gruppe nach innen (Selbstveränderung) besteht im Zuhören, ohne den anderen zu unterbrechen. Selbst zu sprechen, sich aussprechen und seine Gefühle damit ausdrücken zu können, löst Ängste, verstärkt das Vertrauen zur Gruppe und erhöht die eigene Selbstachtung (Anonyme Alkoholiker 1983).

Im offenen Meeting können dagegen außer Alkoholikern auch Familienangehörige, Freunde, Verwandte oder sonstige Interessierte und damit auch der Arzt die Gruppenwirklichkeit der AA erleben.

Ebenso können die öffentlichen Informationsmeetings besucht werden, die einen größeren Interessentenkreis ansprechen. Wegen der Wahrung der Anonymität am eigenen Ort sprechen auswärtige AA-Freunde und -Freundinnen über ihre Lebensgeschichte. Auch kommen als Redner der Gemeinschaft nahestehende Ärzte, Therapeuten, Seelsorger oder Mitarbeiter der Sozialen Dienste zu Wort. Hier stellen sich auch die „Al-Anon-Familiengruppen" und für die Jugendlichen „Alateen" mit ihren Programmen vor, denn die Alkoholkrankheit ist eine Familien- und Beziehungskrankheit und in jeder 10. Familie ist ein Suchtkranker (Al-Anon, Alateen).

Auch sind neben den etwa 2000 Gruppen der AA 3500 Selbsthilfe- und Abstinenzgruppen des Blauen Kreuzes, der Freundeskreise der Guttempler, des Kreuzbundes, der Elternkreise sowie eine große Zahl von Gruppen, die den Freien Wohlfahrtsverbänden angeschlossen sind, für Ärzte, die Betroffenen und deren Angehörige offen. Somit besteht im Bereich der Deutschen Hauptstelle gegen die Suchtgefahren (DHS) eines der dichtesten Netze von SH-Gruppen mit langjährigen Erfahrungen in der Gruppenarbeit (DHS 1989).

Die Frauenselbsthilfe nach Krebs. Jede der zur Zeit bestehenden 230 Gruppen der Frauenselbsthilfe nach Krebs geben ihre Veranstaltungen vor Ort bekannt. Da sie sich besonders um enge Zusammenarbeit mit den Ärzten bemühen – *„Wir wollen und können den Arzt nicht ersetzen. Wir sind ja noch Jahre Patientinnen",* – sind Ärzte stets willkommen.

Das 5-Punkte-Programm „Krebskranke helfen Krebskranken" gibt neben Einzel- und Gruppengesprächen ein breitgefächertes Angebot, aus dem sich die betroffenen Frauen die Wege aussuchen können, die ihnen mithelfen, aus ihrer inneren und äußeren Isolation herauszukommen; Betätigungen wie Gymnastik, Basteln, Malen, Schwimmen, Wandern, Konzert/Theaterbesuche miteinander.

Hierzu als Beispiel der Bericht über eine Wandergruppe:

„Unsere Wandergruppe besteht seit 10 Jahren. Das jeweilige Wanderziel wird gemeinsam besprochen und demokratisch ausgewählt. Wir wandern jeden Donnerstag und bei jedem Wetter. Seit 1982 führen wir Wanderbücher, in die Abfahrt, Ziel, Wetter und Stimmungen eingetragen und die manchmal mit Fotos bebildert werden.

An den Wanderungen nehmen zwischen 7 und 20 Personen teil, die 40–80 Jahre alt sind. Das Tempo bestimmt der Schwächste.

Die Stimmung ist immer fröhlich und harmonisch, dabei findet jeder, der ein Problem hat, ein offenes Ohr" (persönlicher Bericht der Frauenselbsthilfegruppe Mannheim).

Ein besonderes Anliegen der ,Frauenselbsthilfe nach Krebs' ist die praktische Hilfe für psychische und physische Rehabilitation der krebskranken Gefährtinnen: Rehabilitation im Sinne von Zurückfinden in die Familie, in die Rolle der Ehefrau, Hausfrau und Mutter, Rehabilitation im Sinne von Rückfindung in das Berufsleben.

Da durch die tief eingreifende Krebsoperation und die notwendigen Nachbehandlungen die Beziehungen zum Berufsleben und zur Familie häufig empfindlich gestört sind, ist diese Rehabilitation von Körper, Seele und Geist ein anspruchsvolles Bemühen der Selbsthilfegruppen, wobei sich die Angebote in den letzten Jahren um meditative Entspannungsübungen, Atemgymnastik, autogenes Training, Tanz und Sport in der Krebsnachsorge erweitert haben. Professionelle Therapeuten und speziell ausgebildete Übungsleiterinnen werden hierfür zur Mitwirkung gewonnen. Die Unterstützung durch Ärzte (z. B. Begleitung der Sportgruppe) ist bei der Durchführung dieses Programms notwendig.

Weitere Selbsthilfegruppen für Krebskranke sind in folgenden Organisationen zusammengefaßt:

- Deutsche Ileostomie-, Colostomie-, Urostomie-Vereinigung (ILCO) e. V. für Patienten mit künstlichem Darm- und Blasenausgang, Bundesgeschäftsstelle. 8050 Freising, Keplerstr. 50
- Bundesverband der Kehlkopflosen e. V. 4650 Gelsenkirchen, Obererle 65
- Arbeitskreis der Pankreatektomierten (für Patienten mit Bauchspeicheldrüsenkrebs). 4047 Dormagen 1, Ostpreußenallee 8
- Deutsche Leukämie-Forschungs-Hilfe-Aktion für krebskranke Kinder e. V. Dachverband (DLFH). 6367 Karben 1, Ahornweg 2

- Selbsthilfegruppen der Bayerischen Krebsgesellschaft e. V. 8000 München, Tumblinger Str. 4
- Selbsthilfegruppen der Krebsliga des Saarlandes e. V. 6600 Saarbrücken, Mainzer Str. 106
- und des Deutschen Roten Kreuzes. 5300 Bonn, Friedrich-Ebert-Allee 71

Sie alle werden von der größten Bürgerinitiative, der Deutschen Krebshilfe, materiell und immateriell unterstützt (Deutsche Krebshilfe, 5300 Bonn 1, Thomas-Mann-Str. 40).

Hauptagens der Selbsthilfe ist eben das Gleichbetroffensein in einer Krise, die Hilfe in wechselseitigem Austausch untereinander. Gleichbetroffene fördern die körperlichen, seelischen und sozialen Selbsthilfekräfte des Patienten. In jedem Hilfesuchenden steckt auch ein Helfer. – *„Das kann niemand verstehen, der das nicht durchgemacht hat." „Die versteht mich, die hat alles miterlebt."* Daher sollten die Krankenbesuchsdienste von Selbsthilfegruppenmitgliedern, die Kranke vor/nach Operationen im Krankenhaus oder später zu Hause besuchen, gefördert werden.

Hierzu das Beispiel einer 57jährigen alkoholabhängigen Frau, die an Brustkrebs erkrankte:

„Herbst 1987, in wenigen Wochen werde ich 55 Jahre. Ich fühle mich froh, zufrieden und ausgeglichen. Große Dankbarkeit erfüllt mich, wenn ich daran denke, wie freudlos, traurig und aussichtslos mein Leben vor 3 Jahren war. Damals war ich – wie in vielen Jahren davor – dem Alkohol verfallen. Krankenhausaufenthalte, Medikamente, Drohungen und Beschimpfungen hatte ich über mich ergehen lassen und nichts hatte geholfen. Die Wende zu einem Weg in ein neues, besseres Leben begann mit der Kontaktaufnahme zu den Anonymen Alkoholikern. Hier traf ich auf Menschen, die genau wie ich, gleiche oder ähnliche Stationen des Alkoholismus erlebt hatten. Sie sprachen von sich und ihrem Weg aus der Sucht, dem Weg ihrer Genesung. Mit dem 12-Schritte-Programm der AA, von dem ich anfangs nur wenig verstand, durfte ich – wenn auch nicht sofort – mir eingestehen, daß ich dem Alkohol gegenüber machtlos bin und mein Leben nicht mehr meistern konnte. Nachdem ich lernte, das erste Glas stehen zu lassen, um damit die Krankheit Alkoholismus zum Stillstand zu bringen, begann für mich ein Erwachen . . . . Freude am Leben erfüllt mich!

Nun, im Herbst 1987, während zauberhafter Ferien stelle ich eine mich bald beunruhigende Veränderung an meiner linken Brust fest. Nach Deutschland zurückgekehrt, konsultiere ich sofort einen Facharzt.

Angst steigt in mir auf und wird immer größer. Fragende, mitleidige Blicke während der diversen Untersuchungen, Hektik, Unsicherheit, zögerndes Sprechen. Der Professor bittet mich in sein Zimmer. Er schaut mir ruhig in die Augen und sagt: „Wir müssen operieren. Die Verdachtsmomente für Krebs sind so groß, daß wir mit 99%iger Sicherheit amputieren müssen." Es folgen die Erklärungen des Procederes, denen ich nur halb zuhöre. In mir bete ich: Gott gebe mir die Gelassenheit, Dinge hinzunehmen, die ich nicht ändern kann! Ich muß hinnehmen, daß ich Krebs habe. Da Gott aber will, daß ich lebe, denn er hat mit mir über den Alkohol gesiegt, muß ich nun gegen die Krankheit ankämpfen. Natürlich werde ich mich so schnell wie möglich operieren lassen, und natürlich habe ich Angst. Wie gut, daß am gleichen Abend AA-Meeting ist, in dem ich über meine Angst sprechen kann. Eine Angst, die so groß ist, daß mir klar ist, daß ich sie in meinem „alten" Leben mit Alkohol gedämpft oder besser ertränkt hätte. In den folgenden Tagen und erst recht während meines Klinikaufenthaltes erfahre ich hautnah, daß die Krankheit Krebs eine Tabukrankheit ist. Man spricht nicht darüber, man redet um das Wort herum – eigentlich soll es keiner wissen. Und wie ist es mit der Krankheit Alkoholismus? Wie war es während meiner akuten Alkoholkrankheit? Auch darüber spricht man nicht! –

So bekomme ich also Besuch im Krankenhaus, und der Besucher weiß gar nicht, warum ich im Krankenhaus bin. Und wenn ich dann die Wahrheit sage, sehe und empfinde ich Entsetzen und Hilflosigkeit. Das Schlimmste sind dann Gruselgeschichten von anderen Fällen, die ein böses Ende nahmen. Keiner fragt, was ich empfinde. Ich fühle außer den recht großen körperlichen Schmerzen den Schmerz über den Verlust meiner körperlichen Unversehrtheit. Ich fühle mich verstümmelt, entstellt. Ich weine viel. Im richtigen Moment denke ich an einen guten Freund, der öfter über die Frauenselbsthilfe nach Krebs berichtete. Ich rufe ihn an, und er verspricht mir eine Verbindung zu diesem Personenkreis zu schaffen. Wenige Tage später klopft es an der Tür, eine mir unbekannte Dame kommt herein und stellt sich vor: ‚Ich bin Frau . . ., und bin in der Frauenselbsthilfe nach Krebs.' Sie erzählt mir, daß sie vor einigen Jahren die gleiche Operation wie ich erleben mußte. Sie fragt ganz genau nach meinen körperlichen und seelischen Schmerzen. Sie versteht, daß ich mein Spiegelbild im Bad nicht ertrage, daß mich meine beschränkte Beweglichkeit recht traurig macht. Sie macht mir Mut! Wir sprechen auch über unsere Einstellung zum Weiterleben. Dabei wird mir bewußt, daß mir das Programm der AA – mit den Grundempfehlungen wie: Heute leben, bewußt leben, aber auch: Anerkennen der Behinde-

rung, um mit ihr zu leben – eine ganz große Hilfe ist. Da fällt der Blick meiner Besucherin auf meinen Nachttisch. Neben den Bildern meines Mannes und meiner Tochter steht der Gelassenheitsspruch:

Gott gebe mir die Gelassenheit,
Dinge hinzunehmen,
die ich nicht ändern kann,
den Mut,
Dinge zu ändern,
die ich ändern kann,
und die Weisheit,
das eine vom anderen zu unterscheiden.

Sie sagt: ‚Daraus kann man Kraft schöpfen.‘ – Es ist genau das, was ich tue.

Als Frau ... mich verläßt, spüre ich: das war der erste richtige Besuch, der mir Trost, Mitempfinden und Hilfe gab. Es war ein Gespräch zwischen Betroffenen, ohne Tabus und Scheu – und dabei hatten wir uns zuvor noch nie gesehen!

Heute, im Januar 1990, geht es mir gut: ich bin trocken und ohne Neuerkrankung. Ich bin froh, daß es die AA und die Frauenselbsthilfe nach Krebs gibt ...“ (Persönliche Mitteilung 1990).

Dritte Anregung: Ermutigen Sie chronisch Kranke und ihre Angehörigen zu Probebesuchen einer Selbsthilfegruppe!

Über die Teilnahme, die freiwillig sein und kontinuierlich erfolgen muß, entscheidet der Betroffene danach selbst. Überweisungen in Selbsthilfegruppen gibt es nicht, aber wiederholte Gespräche mit Betroffenen haben Schleusenfunktion, sie ergänzen die Übergabe von Literatur und Adressen der Selbsthilfegruppen entscheidend und bauen die Angst vor Gruppen bei den Betroffenen ab. – „Die Ärzte sollten sich der Bedeutung ihrer Mitarbeit in den Selbsthilfegruppen noch mehr als bisher bewußt werden“ (Sellschopp 1988).

Vierte Anregung: Beteiligen Sie sich am Auf- und Ausbau der gemeinsamen Fortbildung der Ärzte und anderen professionellen Helfern mit erfahrenen Mitgliedern aus Selbsthilfegruppen!

Nutzen Sie die hieraus erarbeiteten Erfahrungen in Schrift und Film für Ihre Fort- und Weiterbildung. Ich selbst kann aus persönlicher Teilnahme und aktiver Mitarbeit die Veröffentlichungen folgender Seminare und Modelle zum Selbststudium empfehlen:

Seminar „Ärzte in der gesundheitlichen Selbsthilfe zur Förderung der Kooperation zwischen Berufen im Gesundheitswesen mit gesundheitsbezogenen Selbsthilfegruppen"
Teilnehmer waren etwa 120 Personen, davon ca. ein Drittel Ärzte. Gemeinsam wurde in den 7 Arbeitsgruppen „Behindertes Kind" – „Chronisch kranke Kinder (Krebs, Niere)" – „Psychisch Kranke" – „Suchtkranke" – „Tumorkranke" – „Gesundheitliche Selbsthilfe" – „Allgemeine Drogen" gearbeitet.

Bei Fortbildungsveranstaltungen für Ärzte sollten die Selbsthilfegruppen von Mitgliedern vorgestellt werden. „Fortbildung zum Anfassen" – diesen Begriff prägten die Betroffenen selbst (Bundeszentrale für Gesundheitliche Aufklärung 1985).

Ein praktischer Arzt führte als Referent aus:

„Der Kontakt zwischen Arzt und Selbsthilfegruppe ist keine Einbahnstraße, von der nur die Selbsthilfegruppe profitieren soll, sondern es besteht eine echte Wechselbeziehung, denn wer sich in die Arbeit von Selbsthilfegruppen vertieft, wer mit Mitgliedern dieser Gruppen spricht, Gruppentreffen selbst besucht, sofern dies möglich ist, der profitiert einerseits aus dem Wissen und der Erfahrung dieser Gruppen für seine Alltagsarbeit als Arzt eine ganze Menge und erhält andererseits auch viele positive Einsichten und Impulse, die er für sein eigenes Leben, sein eigenes Ich, bestens gebrauchen kann. Ich will es nicht verhehlen, mir selbst hat die Beschäftigung mit den Anonymen Alkoholikern, die ich durch einen guten Freund näher kennengelernt habe, sehr viel gebracht. Mein Leben hat sich dadurch gedanklich und inhaltlich geändert; ich lebe heute bewußter und zufriedener, weil z. B. das 12-Schritte-Programm der sogenannten Anonymen Gruppen für jeden, ob gesund oder krank, einen positiven Leitfaden für das eigene Leben darstellen kann" (Schieber, 1984).

Modell „Miteinander reden! Brustkrebskranke Frauen sprechen mit Experten" – „Monte-Verita-Gruppen"

In Ascona fand auf dem Monte Verita 1985 diese neukonzipierte Art der Zusammenkunft statt. Brustkrebskranke Frauen trafen sich zum offenen Dialog mit Vertretern aller im Rahmen der onkologischen Behandlung beteiligten Fachdisziplinen, die ihre Krankheit bekämpfen und bewältigen helfen – mit Ärzten aus Klinik und Praxis, einer Krankenschwester, einer Sozialarbeiterin, einem Psychologen und einer Seelsorgerin. Eine Begegnung, die es so noch nicht gegeben hatte. Alle Beteiligten waren gekommen, um miteinander zu reden und um voneinander zu lernen.

Den brustkrebskranken Frauen war gemeinsam: das Wissen um ihre Krankheit und das individuelle Bemühen um die Krankheitsbewältigung; das Zurückliegen der Brustamputation von mehreren Jahren bis über ein Jahrzehnt; die aktive Mitarbeit in verschiedenen Gruppen der Frauenselbsthilfe nach Krebs; die Bereitschaft, die persönlichen Erfahrungen mit der Krankheit Brustkrebs in die Gesprächsrunde offen einzubringen, und das Verständnis, diese Erfahrungen in Wort und Bild der interdisziplinären Fortbildung Ärzten und Pflegepersonal zur Verfügung zu stellen. Die Betroffenen betonten besonders, daß sie ihren Beitrag bereitwillig leisten, damit die Betreuung brustkrebskranker Frauen und ihrer Angehörigen in der Nachsorge noch verbessert werden kann. Aufgrund des „Sich-Selbst-Einbringens" aller Teilnehmer entwickelte sich eine intensive Gruppendynamik, die auch die Experten zu „Betroffenen" machte.

Als Ergebnis der zweitägigen Gespräche „Miteinander reden" steht die Videoaufzeichnung mit einer Laufzeit von 58 Minuten für die ärztliche Fortbildung zur Verfügung, und eine Broschüre gibt den Inhalt der im Film festgehaltenen Aussagen erweitert wieder (Alt et al. 1986). Die Dialoge zeigen beispielhaft die psychosoziale Problematik von brustkrebskranken Patientinnen und ihren Angehörigen auf.

Dieses Modell wurde später „Monte Verita-Gruppen" genannt, worunter die einmalige Begegnung von Betroffenen und Experten verstanden wird, welche aus didaktischen Gründen aufgezeichnet und damit für die Fortbildung zur Verfügung steht (Pöldinger 1989). Bei dieser neuen Form des Gruppengesprächs werden die Patienten als Gesprächsgleichberechtigte miteinbezogen (Luban-Plozza 1988).

Große Krebskonferenz

Die Teilnehmer der 4. Großen Krebskonferenz beschlossen „die weitere Verbesserung in der Früherkennung sowie in der Behandlung und

Nachsorge von Krebserkrankungen unter Berücksichtigung psychischer, sozialer und ethischer Aspekte sowie moderner Technologien; die Mitwirkung von Kooperationspartnern an dem nichtärztlichen und Selbsthilfebereich in der Nachsorge; die Vertiefung der Kenntnisse in der Onkologie im Rahmen der Aus-, Weiter- und Fortbildung sowohl von Ärzten wie von nichtärztlichen Heilberufen" (4. Große Krebskonferenz 1989).

Auf dieses *Miteinander* kommt es an!

„Wir können und müssen voneinander lernen", denn „im Kampf gegen den Krebs können Ärzte in Klinik und Praxis erheblich von dem Erfolgsgut der Selbsthilfegruppen profitieren. Wir sollten uns die Hilfe der Schicksalsgemeinschaft angelegen sein lassen" (Bourmer 1983, 1990).

Schluß

Diese Anregungen beruhen auf persönlichen Erfahrungen und auf Selbstbetroffenheit. Sie ergeben bei Beachtung mehr Kooperation statt Konkurrenz, Ergänzung und Ausweitung statt Ersatz der fachlichen Kompetenz, Partnerschaft statt Patronat auf dem Weg vom oft noch ungewohnten zum gewohnten, sinnvollen Miteinander!

Bei Begegnungen von professionellen Helfern – Ärzten, Psychologen, Sozialarbeitern, Krankenschwestern, Pflegern, Arzthelferinnen, Seelsorgern – mit Betroffenen haben die Betroffenen aus Selbsthilfegruppen das letzte Wort; so auch hier:

Eine krebskranke Frau mit Brustamputation, die über ein Jahrzehnt zurückliegt, sagte in der Monte-Verita-Gruppe: *„Und das ist es, worum ich die Ärzte doch bitten möchte, uns als Menschen zu behandeln. Danke."*

Literatur

Bücher

Alt D, Boehm G von, Weiss G (1986) Miteinander reden. Brustkrebskranke Frauen sprechen mit Experten. Springer, Berlin Heidelberg New York Tokyo
Anonyme Alkoholiker (Hrsg) (1983) Anonyme Alkoholiker deutscher Sprache, 4. Aufl. Anonyme Alkoholiker, Literaturvertrieb, München

Beschlüsse von Deutschen Ärztetagen (1986) in: „Gesundheits- und sozialpolitische Vorstellungen der Deutschen Ärzteschaft," dem sogenannten Blauen Papier. Deutscher Ärzteverlag, Köln
Bourmer H (1983) Krebsnachsorge, 4. Fortbildungskongreß Bad Neuenahr. Friedrich-Thieding-Stiftung/Deutsche Krebshilfe (Hrsg.), Schriftenreihe des Hartmannbundes, Bonn
Bundeszentrale für Gesundheitliche Aufklärung (1985) Berichts-Band: Seminar Ärzte in der gesundheitlichen Suchthilfe zur Förderung der Kooperation zwischen Berufen im Gesundheitswesen und gesundheitsbezogenen Selbsthilfegruppen, Bonn 1985
Flatten G (unter Mitarbeit von Berghof G, Meye MR) (1988) Prävention – Eine bewährte Strategie ärztlichen Handelns. Wissenschaftliche Reihe, Bd 41, Zentralinstitut für Kassenärztliche Versorgung in der BRD. Deutscher Ärzteverlag, Köln
Hambrecht M (1983) Das Leben neu beginnen, „wenn Therapie zur Lebensschule wird". Kösel, München
Huber E (1989) In: „Stenographischer Wortbericht des 92. Deutschen Ärztetages vom 2.–6. Mai 1989, Berlin. Herausgegeben von der Bundesärztekammer. Deutscher Ärzteverlag, Köln
Illich I (1988) zitiert in Selbsthilfegruppen-Förderung; siehe Moeller ML
Luban-Plozza B (1988) Balint-Arbeit und Allgemeinmedizin. In: Zappe HA, Mattern H, Petzold E (Hrsg) Brücken von der Allgemeinmedizin zur Psychosomatik. Springer, Berlin Heidelberg New York Tokyo
Matzat J (1988) Selbsthilfe(-Gruppen) im Krebsbereich. In: Möhring P (Hrsg) Mit Krebs leben. Springer, Berlin Heidelberg New York Tokyo
Moeller ML (1987) Von der Subsidiarität zur Solidarität. In: Selbsthilfegruppen-Förderung, Beiträge zu der Tagung ,Konzepte der Selbsthilfegruppen-Förderung', Berlin, 3.–4. 6. 1987. Gefördert durch das Bundesministerium für Jugend, Familie, Frauen und Gesundheit, Hrsg: Deutsche Arbeitsgemeinschaft Selbsthilfegruppen e.V., Gießen
Schmidbauer W (1987) Die hilflosen Helfer – Über die seelische Problematik der helfenden Berufe. Rowohlt, Reinbek
Sellschopp A (1988) Krebsnachsorge unter Einbeziehung der Selbsthilfe. In: Fortschritt und Fortbildung in der Medizin, Bd 12, 1988/89, hrsg. von der Bundesärztekammer. Deutscher Ärzteverlag, Köln
Vilmar F, Runge G (1986) Auf dem Weg zur Selbsthilfe-Gesellschaft? Klartext-Verlag, Essen
Weiss G (1988) In: Kommentar zum Umgang des Arztes mit Präventions- und Rehabilitationsgruppen. Zur Brückenbauarbeit mit Selbsthilfegruppen. Zappe HA, Mattern H, Petzold E (Hrsg) Brücken von der Allgemeinmedizin zur Psychosomatik. Springer, Berlin Heidelberg New York Tokyo

Zeitschriften und Literatur aus Selbsthilfegruppen

Al-Anon, Familiengruppe, Interessengemeinschaft e.V.: Literatur bei: Zentrales Dienstbüro, Postfach 10 01 92, 5000 Köln 1
Alateen: Literatur bei: Alateen-Kontaktstelle, Altstadthaus, Rottstr. 9, 4300 Essen 1
Bourmer H (1983) Wir müssen voneinander lernen. Der 4. Fortbildungskongreß Krebsnachsorge Bad Neuenahr, Signal 4/1983
Bourmer H (1990) Grußworte zur Bundestagung 1990 der Frauenselbsthilfe nach Krebs e.V., 2.–4. 11. 1990, Gelsenkirchen
Deutsche Krebshilfe e.V., Thomas-Mann-Str. 40, 5300 Bonn, Tel. 02 28/72 99 00
DHS: Deutsche Hauptstelle für Suchtgefahren 1989, Thesen zur Suchtprävention und Suchtkrankenhilfe, zitiert in „Suchtgefahren", 35. Jg., 10/1989, Heft 6

Entschließung vom Deutschen Ärztetag 1987, in: Deutsches Ärzteblatt 84, Heft 23, 4. 6. 1987, Deutscher Ärzteverlag, Köln

Frauenselbsthilfe nach Krebs, Faltblätter, ‚Das Leben ruft mich immer wieder neu‘, Bundesverband e. V. (4. Auflage, 1990)

4. Große Krebskonferenz, 5. 12. 1989, Pressedienst des Bundesministers für Jugend, Familie, Frauen und Gesundheit, Bonn

Niederberger A (1989) Notwendigkeit und Bedeutung einer Nachsorgekur in einer onkologischen Klinik. In: Rundbrief Nr. 8, Frauenselbsthilfe nach Krebs, Bundesverband e. V., Juli 1989

Niederberger A (1990) Alkoholabhängigkeit von Krebspatienten und ihren Angehörigen. Doppelproblematik und Doppelbelastung. Fragen und Überlegungen aus einer onkologischen Nachsorgeklinik (Manuskript im Druck). Sanatorium Nordrach

Persönliche Mitteilung: Beispiel einer 57jährigen Frau, die alkoholabhängig ist und an Brustkrebs erkrankt, in anonymer Form, 1990

Pöldinger W (1989) Der chronisch Kranke und der sterbende Patient. Neurologie, Psychiatrie 1989. Braun, Karlsruhe

Schieber M: zitiert aus Vortragsmanuskript Schieber: Ärzte in der gesundheitlichen Selbsthilfe, Freiburg, 10. 11. 1984

Steichele C, Kienzl H, Alt D (1984) Die Pharma-Information: Nolvadex-Gebrauchsinformation. Ein neuer Weg zur Gebrauchsinformation für Patienten. Münch med Wschr 126: 34, 63–66

Wandergruppe der Frauenselbsthilfe nach Krebs (Bericht), Gruppe Mannheim, 1989

Watzlawick W (1987) Internationales Balint-Dokumentations-Zentrum, Ascona, 1987

Video-Film

Miteinander reden! Brustkrebskranke Frauen sprechen mit Experten (beziehbar durch ICI Pharma, Postfach 10 31 09, 6900 Heidelberg 1)

Anschrift des Verfassers

Dr. med. Georg Weiss
Berater über und mit Selbsthilfegruppen
Unteres Kirchfeld 45
6800 Mannheim 51

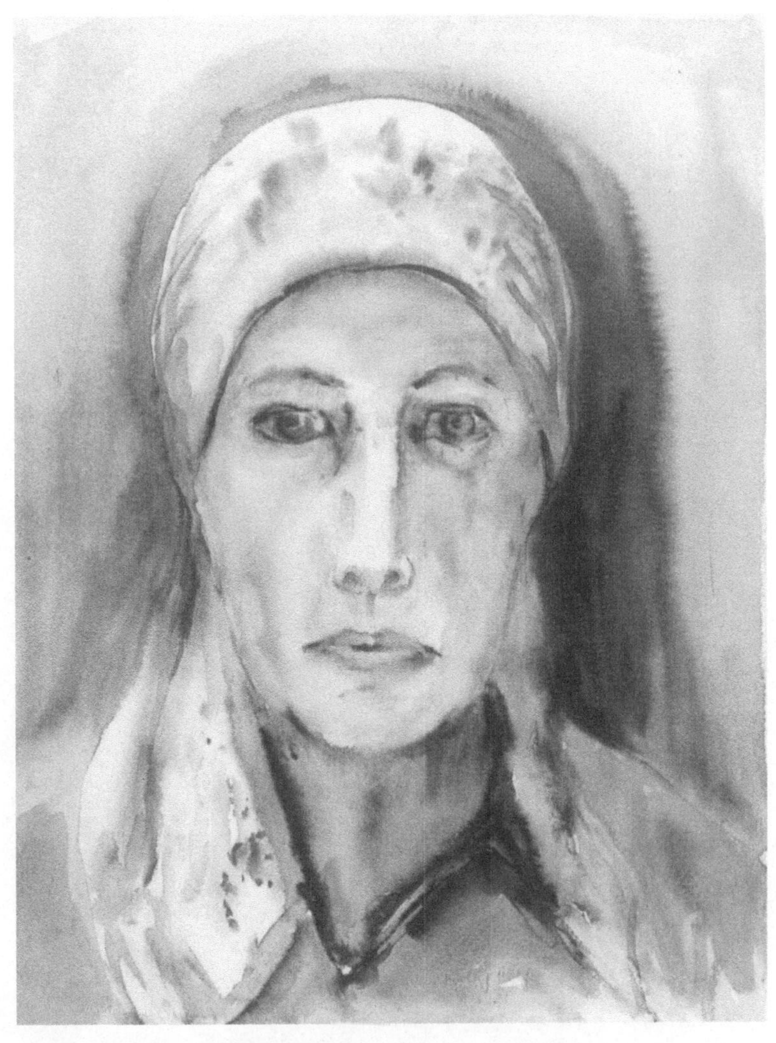

„Die Notlage, in die der Mensch durch die Diagnose ‚Krebs‘ gerät, läßt sich schwerlich mit irgend etwas vergleichen, das einem zivilisierten Menschen sonst zustoßen kann. Die Ängste, die sie auslöst, sind manchmal nur dadurch zu überstehen, daß man keine andere Wahl hat, als sie auf sich zu nehmen oder aufzugeben.“

(Liselotte Bappert, in „Der Knoten“. Vertrauen und Verantwortung im Arzt-Patienten-Verhältnis am Beispiel Brustkrebs. Rowohlt 1979)

„Mami, mach Dir wegen der dummen Brust keine Sorgen, wir haben Dich trotzdem lieb.“

(Ein Junge zu seiner brustoperierten Mutter, in: D. Alt, G. v. Boehm, G. Weiss, Hrsg., Miteinander reden. Springer 1986)

Zum sozialen Umfeld der Seelsorge an brustkrebskranken Frauen

Wer sich dem Thema „brustkrebskranke Frau“ bzw. „brustoperierte Frau“ nähert, aus welcher Richtung, in welcher Funktion oder Rolle auch immer, stößt gleichzeitig auf zwei Problemhorizonte. Jeder dieser Problemhorizonte läßt jeweils eine lastende, unabgetragene Hypothek unserer Kultur und Gesellschaft sichtbar und brisant werden.

Die erste Hypothek betrifft Stellung und Selbstverständnis der Frau, die zweite die Situation und das Selbstbild des krebskranken Menschen in dieser Gesellschaft. Jede dieser Hypotheken prädeterminiert entscheidend und weitgehend die objektive und die subjektive Betroffenheit – und damit die Lebensqualität – von an Brustkrebs erkrankten Frauen (Abb. 1).

Unter dem ersten Aspekt geht es vor allem um die Schwierigkeiten und Hindernisse, mit denen Frauen im Rahmen unserer heutigen – gesellschaftlich hergestellten und der jeweils einzelnen Frau vermittelten – Wirklichkeit auf ihrem Weg zur Selbstfindung zu kämpfen haben. In einer immer noch von Männern und männlichen Vorstellungen und Wertkonstrukten dominierten Welt muß es auf diesem Weg für die Frau zu bewußten und noch viel mehr zu unbewußten Konflikten kommen. Dabei hat die weibliche Brust ganz besondere Bedeutung. Sie ist „für das Erleben einer Frau ein Organ von zentraler Bedeutung“ und „für die Selbstbewertung, für das Selbstbild“ der Frau „entscheidend wichtig“ (Olbricht 1985).

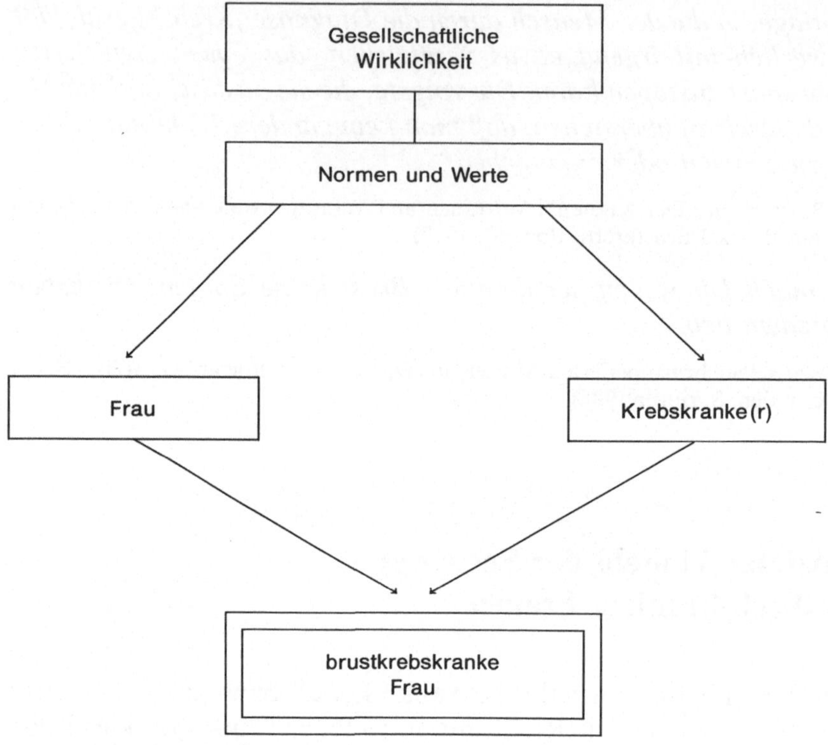

Abb. 1. Zur gesellschaftlichen Situation der brustkrebskranken Frau

Vor diesem Hintergrund muß die Brustkrebserkrankung und erst recht die therapiebedingte Amputation der Brust von einer Frau als eine für Nichtbetroffene (oder gar für Männer) unvorstellbare Identitätsbedrohung, ja Identitätszerstörung, erlebt werden, die ihr Selbstverständnis als Frau bis in die letzten Tiefen erschüttert.

Der ohnedies schwierige und konfliktreiche Weg zur Selbstfindung wird für sie, wie ihr scheinen muß, endgültig blockiert und verschlossen. Wie soll sie, wie kann sie ihn – unter den gegebenen gesellschaftlichen Bedingungen – weitergehen oder wieder aufnehmen?

Hinzu kommt bei der brustkrebskranken Frau der zweite Aspekt: die Situation des krebskranken Menschen unter den gegebenen gesellschaftlichen Bedingungen. Hier geht es um die Frage der Lebensqualität. Lebensqualität und Krebserkrankung: für viele, vielleicht für die meisten nicht direkt Betroffenen ist dies ein sich ausschließender Gegensatz. Denn Lebensqualität bedeutet im allgemeinen Bewußtsein: das eigene Leben in Arbeit gestalten, durch Leistung bewähren und/oder als Genuß erfahren zu können. Wird – oder wurde bisher –

Lebensqualität ausschließlich so verstanden, dann muß die Krebserkrankung als weitgehender Verlust von Lebensqualität erlebt und
erfahren werden.

Das Zusammentreffen sowohl einer Blockierung des Weges zur
Selbstfindung als auch einer weitgehenden Beeinträchtigung der gesellschaftlich definierten und normierten Lebensqualität führt bei der
betroffenen Frau in aller Regel zu den beiden Grundgefühlen eines
tiefgreifenden Selbst-Verlustes und einer sozialen Entwertung zugleich, d. h. zu einer Krise ihres Selbstbildes als Frau und als Mensch
überhaupt. Dabei kann zu Beginn – im Umfeld von Diagnose und
Operation – die erstere, im weiteren Verlauf der Krankheit die letztere
dominieren.

*„Als man zu mir sagte, ich habe Krebs, hat mich das Wort Krebs gar
nicht so sehr erschreckt, als daß ich eine Brust verlieren sollte. Das war
für mich viel furchtbarer als das Wort Krebs ... Das konnte aber keiner
verstehen. Die meisten meinten einfach, das Wort Krebs hätte mich nun
sehr erschrecken müssen. Daß ich eine Brust verlieren sollte: ‚Ach, das
gibt sich ja wieder, und das sieht doch keiner‘, aber das war für mich das
Grausame“* (Alt et al. 1986).

Eine selbst brustoperierte Frau berichtet von der Begegnung mit einer
Mitpatientin während der Nachkur:

*„Frau X gab nach der Brustamputation den Beruf einer Bankangestell-
ten auf, da sie Minderwertigkeitskomplexe bekam. Sie kann das Gefühl
nicht verwinden, daß sie seit der Amputation schlechter, minderwertiger
als andere Frauen ist. Sie hat Angst, an den Krebs zu denken, lehnt alles
ab, was mit der Krankheit zusammenhängt, hat große Angst vor dem
Sterben und dem Tod. Die Brustamputation hat einen wesentlichen Verlust ihrer Persönlichkeit bewirkt, sie fühlt sich minderwertig, den Anforderungen der Umwelt und des Berufes nicht mehr gewachsen, sie fühlt
sich wie ein Mensch zweiter Sorte. Die Krebserkrankung versetzte ihr
einen so tiefen Schock, zerstört sie so sehr, daß sie sich nie wieder
erholen wird. Dabei sieht die Frau gut aus, ist gepflegt, sportlich, mit
Geschmack gekleidet und ... in ihrem Innern ist sie ein Wrack“* (Coenegrachts 1983).

In der zweiten Schilderung wird die zerstörende Wucht deutlich, mit
der sich das Zusammentreffen der beiden gesellschaftlichen Postulate,
sowohl „vollwertige“ Frau als auch „vollwertiger“ Mensch zu sein,
auf eine Frau auswirkt, die sie nicht mehr erfüllen kann: ihr Selbstbild
ist in eine doppelte Krise geraten, die sie selbst als ausweglos erlebt.

Seelsorge an dem so betroffenen Menschen, an der so betroffenen Frau, hat weder den Auftrag noch die Möglichkeit, den gesamtgesellschaftlichen Kontext kritisch-systematisch – also direkt und unmittelbar – zu verändern. Sehr wohl aber hat sie ihn zu sehen, wahrzunehmen und in seiner lebenshemmenden, lebensbedrohenden, ja lebenszerstörenden Auswirkung auf die jeweils einzelne Frau zu beachten und zu reflektieren. Denn diese einzelne, so betroffene Frau ist es, der sie sich zuzuwenden hat und zuzuwenden versucht.

Es hieße nun, die betroffene Frau und ihre anthropologische (theologisch: schöpfungsbedingte und schöpfungsgemäße) Wirklichkeit zu verkennen, wenn wir die ausgesprochen inhumane Erwartung an sie richten würden, sie solle sich mit diesem Verlust weiblicher Identität und dem Verlust an Lebensqualität zugleich abfinden. Vor die existentielle Frage gestellt, ob sie unter den gegebenen Bedingungen ihr Frau-Sein als erloschen und ihr Leben als lebenswert abschreiben soll oder ob es dazu eine mögliche Alternative gibt, wird sie sich – mehr oder weniger bewußt und zumeist wohl ganz unbewußt – auf den schweren und mühsamen (und sehr oft auch einsamen) Weg machen, im Widerspruch und im Widerstand gegen gesellschaftliche Postulate, Dressate, Erwartungs- und Verhaltensmuster ihr Leben für sich anders und neu zu entdecken.

Diesen schweren und mühsamen Weg mit der brustkrebskranken Frau mitzugehen, sie soweit als möglich dabei zu begleiten und sie in diesem lebensnotwendigen Widerspruch und Widerstand gegen eine anders programmierte und sie durch andere Wertvorstellungen bedrohende Umgebung zu stützen und zu stärken, möchte ich – zunächst im weitesten Sinn – als Aufgabe der Seelsorge an solchermaßen Betroffenen bezeichnen. Dabei können die Krisen, durch die sie dieser Weg führt, aber auch die Intensität und Beharrlichkeit, mit denen er gesucht wird, kaum überschätzt werden.

Emotionale Begegnungsfelder der Seelsorge mit brustkrebskranken Frauen: Depression und Angst

Im Hinblick auf die besondere Befindlichkeit von krebskranken Menschen kann von einer spezifischen Vulnerabilität gesprochen werden, die sich als spezielle emotionale oder psychosoziale Notlage wahrnehmen und beschreiben läßt. Sie manifestiert sich in „Stimmungen wie Depression, Angst, Hilflosigkeit, Hoffnungslosigkeit, dem Gefühl der

Wertlosigkeit und Isolation, der Verleugnung, der Bitterkeit und einer begrenzten Zeitperspektive" (Boeger 1987).

Seelsorge an brustkrebskranken Frauen begegnet erfahrungsgemäß zunächst den beiden erstgenannten emotionalen Reaktionen der betroffenen Frauen: der Depression und der Angst. Mit der Depression wird in der Regel der Verlust der Brust und des bisherigen Körperbildes „beantwortet", sie ist, bezogen auf das Verlusterlebnis, also nach rückwärts gerichtet. Mit der Angst hingegen antwortet die betroffene Frau auf die Bedrohung ihres jetzigen, vor allem aber ihres weiteren, künftigen Lebens; die Angst bezieht sich also auf das, was kommen kann oder kommen wird – von der nächsten Untersuchung, ihrem Ergebnis und seinen Folgen bis zu befürchtetem Siechtum, Sterben und Tod.

Die „Beantwortung" des Verlustes durch Depression wurde von mir in Anführungszeichen gesetzt – und zwar deshalb, weil die Depression in Wirklichkeit keine Antwort auf den Verlust ist, sondern vielmehr die Unfähigkeit bzw. die Weigerung anzeigt, ihn zu beantworten, seine Nicht-Beantwortung also. Depression macht wortlos, stumm, klaglos und teilnahmslos. Im „depressiven Rückzug" entzieht sich der Mensch sowohl seinem bisherigen persönlichen Horizont als auch seiner mitmenschlichen Umgebung. Häufig ist die Depression der brustkrebskranken Frau nach Diagnose und Operation die erste Reaktion auf den Schock, den diese auslösen, und so der erste Schritt zu seiner möglichen Bewältigung. Zu dieser bedarf es aber eines weiteren Schrittes, nämlich der Antwort auf den untragbar scheinenden Verlust. Diese Antwort heißt Trauer.

Es ist nicht, wie ein weitverbreitetes Mißverständnis meint, erste und unmittelbare Aufgabe der Seelsorge bzw. des Seelsorgers, zu „trösten" – jedenfalls nicht, sofern damit Abmilderung oder gar Aufhebung, also Beseitigung von Trauer gemeint sein sollte. Geradezu verhängnisvoll sind alle Formen von Beschwichtigung.

Wie sich „gutgemeinte" Beschwichtigung auf eine Frau auswirkt, die mit dem Verlust ihrer Brust weiterleben muß, zeigt die Schilderung einer Betroffenen:

„Ich habe eine sehr ‚sensible' Ärztin genossen. Die hat mir am Abend, als mir der Professor gesagt hat: ‚Ihre Brust muß amputiert werden' … etwas Wunderbares gesagt, aber in Anführungszeichen: ‚Ach Gott, was ist denn dabei, Sie ziehen sich ja doch vor niemandem mehr aus. Ihrem Mann kann das egal sein.' … Das hat mich monatelang furchtbar gekränkt und beschäftigt" (Alt et al. 1986).

Oder sehr viel milder – und doch:

„Mein Mann meint, man soll sterben wie Sokrates. Mir fehlt seine Weisheit, seine Gelassenheit und … ihm wurde keine Brust amputiert" (Coenegrachts 1983).

Analog wäre es, wenn ein Seelsorger in dieser Situation der Frau sagen würde: „Es geschieht nichts ohne Gottes Willen – und Sie sollten sich auch jetzt in ihn ergeben."

Es ist nicht Aufgabe seelsorgerischer Begleitung, Trauer zu verhindern, sondern im Gegenteil: sie zu ermöglichen und Raum für sie zu schaffen. Trauernde haben in unseren gesellschaftlichen Verhältnissen oft keinen Raum – in sozialer Hinsicht. Bisweilen kann hier auch ein Gespräch mit den medizinischen und pflegenden Helfern der Frau und/oder ihren Angehörigen notwendig werden. „Die Trauer will nicht abgestreift, sondern durchwandert sein; Trauernde scheinen oft wie abwesend, wie schlafend, und sie sind es auch. Ihre Seele hat eine andere Aufgabe, sie wacht an einem tiefen, dunklen Ort" (Zink 1987). Seelsorge sollte einer Frau, die sich von ihrer Brust trennen mußte, die Aufenthaltserlaubnis an diesem tiefen, dunklen Ort nicht streitig machen, sondern sie ihr ausdrücklich bestätigen. Der Seelsorger sollte, wenn er dabei zugelassen wird, mit der betroffenen Frau an diesem Ort aushalten – auch wenn die Sprache sich plötzlich verändert, im Schweigen steckenbleibt oder in Tränen ertrinkt. Wer in Tränen ausbricht (oder in laute Klage, auch in Zorn oder Wut), der durchbricht die Depression und gibt die ihm/ihr gemäße Antwort auf den Verlust: Leben antwortet dem (partiellen) Tod! „Trauer hat heilende Kraft" (Zink 1987).

Wie sehr (auch hier) verinnerlichte gesellschaftliche Zwänge regulierend, d.h. als Verhinderung von Störungen, wirken, erfahre ich daran, daß Frauen sich sehr oft (häufiger als Männer!) dafür entschuldigen, daß sie weinen. Manchmal antworte ich dann:

„Gott hat uns die Tränen gegeben, weil wir sie brauchen. Und Sie brauchen sie jetzt."

„Es gibt eine stille Sprache der Tränen, die von niemandem gehört und verstanden wird, außer von Gott. Tränen sind das Tiefste des Herzens, das intimste Zeichen der menschlichen Intimität … Die Tränen kommen, wenn das Wort endet: sie drücken das Unsagbare aus…" (Miskotte 1964).

Mindestens ebenso wichtig wie die Zulassung und Ermöglichung von Trauer ist es für die brustkrebskranke Frau, in ihrer Angst bzw. ihren

Ängsten sprechen zu können – um so mehr, als die Angst, anders als Depression und Trauer, nicht auf ein zurückliegendes und damit schon eher zu bewältigendes Erlebnis, sondern vielmehr auf die – immer noch ausstehende und damit ungreifbare – Zukunft gerichtet ist. Diese ungewisse und ungreifbare Zukunft mit all ihren bedrohlichen Möglichkeiten ist der Grund dafür, daß „das Erleben des krebskranken Patienten durch eine ständige Angst gekennzeichnet" ist (Aulbert u. Niederle 1987).

Tatsächlich durchzieht diese Angst in einer für Nichtbetroffene unvorstellbaren – und oft auch unverständlichen – Kontinuität und immer wieder aufflackernden Intensität Leben und Dasein des krebskranken Menschen.

Die bereits zitierte brustoperierte Frau (Coenegrachts 1983), die heute, 11 Jahre nach ihrer Brustoperation, noch immer oder wieder ein aktives und kreatives Leben führt, schreibt:

„Uns ist der Gedanke an das Sterben fern. Aber eines Tages trifft es uns auch, und dann stehen wir ratlos da. Trostlose Einsamkeit umhüllt uns, wir müssen einen schweren Weg allein gehen, und wir haben Angst, furchtbare Angst, die uns keiner nehmen kann."

Sie berichtet aus der Zeit ihrer Nachkur:

„Sehr deutlich ist in diesem Sanatorium spürbar, daß Krebs haben heißt, mit der Angst leben. Es ist ein pendelnder Zustand zwischen Hoffnung und Verzweiflung. Die Angst verlieren die Frauen nie. Bei der geringsten Störung im Körper vermutet man Krebs. Man lebt ständig in Angst und mit der Angst. Die einen versuchen, dieser Angst zu entfliehen, die anderen nehmen sie resigniert an."
„Schon acht Tage vor der nächsten ambulanten Kontrolluntersuchung merke ich bei meinen Patientinnen mit Mamma-Ablatio die Spannung an der Haut. Sie ist deutlich gespannt, und der Stau (der Lymphflüssigkeit) fließt schlecht oder gar nicht mehr ab." „Teilen Ihnen die Frauen auf diese Weise ohne Worte ihre Angst mit?" „Genau so ist es" (Gespräch zwischen einem erfahrenen Masseur und dem Verf.).

Vor dem Hintergrund der Wahrnehmungen dieses Masseurs erscheint der nachfolgende Vorschlag dieser betroffenen Frau zur psychosozialen Nachsorge nicht nur einleuchtend, sondern geradezu von zwingender Logik:

„Man sollte nicht ‚Krebskuren' verordnen, sondern ‚Angstkuren'. Der beste Helfer der Krankheit ist die Angst. Diese Angst gehört den Krebs-

kranken genommen. Seltsamerweise sprach keiner dieser Kranken zum Arzt über seine Ängste. Sie erbleichen beim Arzt, sie zittern, aber sie sagen nicht frei: ,Ich habe furchtbare Angst! Ich bin krank vor Angst! – nicht mehr vor Krebs, sondern vor Angst davor!' Da ich selbst diese Angst durchgestanden habe, frage ich sie direkt danach, und sie bekennen mit Erleichterung, daß sie voller Angst sind. Nach der Operation sollte man nicht den Krebs – die Angst soll man behandeln.“

An anderer Stelle liefert sie die selbsterfahrene Begründung dieses für sie zentralen Nachsorge-Vorschlages:

„Die Kraft zur Bewältigung der Probleme liegt in uns. Sie muß geweckt, aktiviert, entfaltet werden. Kein Zureden und keine Erklärungen der Ärzte helfen uns, wenn wir ängstlich verkrampft sind. Die Angst baut Sperren auf, die uns die Wirklichkeit und unsere Möglichkeiten nicht im richtigen Licht sehen lassen“ (Coenegrachts 1983).

„Sie bekennen mit Erleichterung, daß sie voller Angst sind.“ Ohne Zweifel: die Bewältigung der Angst, oder sagen wir vorsichtiger, die Möglichkeit, mit ihr zu leben, beginnt damit, daß sie ausgesprochen wird. Das ist der Schlüssel, der den Kerker der Angst von innen öffnet. Dazu braucht es aber auch einen Schlüssel, der diesen Kerker von außen öffnet. Und dieser zweite Schlüssel – von außen – ist das Gespräch; genauer: das Zuhören eines Menschen, der vor der Angst der betroffenen Frau keine Angst hat, weil er seine eigene Angst zulassen kann. Man braucht eine Begegnung als Raum, in dem angstfrei von der Angst gesprochen werden kann. Dann kann eine Erfahrung gemacht werden, wie sie Paulus 2. Korinther 6, 9 ausdrückt: „Als die Sterbenden – und siehe, wir leben.“

Eine seelsorgerliche Begegnung kann zu diesem Raum werden – auch wenn sie vielleicht nur wortlos beginnen kann. Jene Frau, die ihren Leidensgenossinnen zur angstlösenden Gesprächs-Helferin wurde, hat solche Hilfe zuerst selbst gebraucht und erfahren. Sie berichtet darüber:

„Wieder krampft sich in mir alles zusammen, und es wird mir vor Angst ganz elend. Ich habe Angst, tierische Angst vor dem Sterben. – Es gibt vielleicht einen Weg, entscheide dich und bitte um den Besuch eines Geistlichen ... Der Geistliche, Pfarrer X., kommt und bei unserer ersten Begegnung weine ich nur. Meine Seele ist so trostlos verwirrt, so voller Ängste und ungelöster, brennender Fragen. Es tut gut, mit einem Menschen zu sprechen, der Verständnis dafür hat, der die Gedanken an das Sterben nicht ablehnt, der die ganze Pein meiner Seele begreift. – Lang-

sam erwacht mein Verstand zur Tätigkeit und ich versuche, meine Lage zu analysieren . . . Wo liegen die Wurzeln zu dieser Angst? Der Krebs ist entfernt worden. Wovor fürchte ich mich? Vor Schmerzen, dem Sterben und dem Tode und vor Nebenerscheinungen des Todes: vor der Trennung von meinen Lieben . . . Die Angst vor sich hinausschieben heißt, sie nie zu bewältigen, heißt, ihr zu entfliehen versuchen. Um die Angst zu besiegen, muß man sich ihr stellen, hinter diese Angst blicken“ (Coenegrachts 1983).

Ich habe zum Thema Angst eine von Brustkrebs betroffene Patientin selbst so ausführlich zu Wort kommen lassen, weil ich es gerade bei diesem Thema für angemessener halte, Betroffene ihr Erleben und ihre Gefühle selbst zur Sprache bringen zu lassen, als – nichtbetroffen – über ihre Angst zu reden.

„Der beste Helfer der Krankheit ist die Angst.“ Und der beste Helfer der Angst ist das wortlose – oder auch das auffallend wortreiche – Zusammenspiel zwischen einer betroffenen Frau und einer Umgebung, dessen stillschweigende Spielregel lautet: Angst darf nicht zur Sprache kommen. Mit der Anerkennung dieser Spielregel hat man sich – auf beiden Seiten – dem Diktat der Angst schon unterworfen. Denn die Angst entfaltet ihre eigentliche Brisanz gerade darin, daß sie dem Menschen „die Kehle zuschnürt“ und ihn sprachunfähig macht. Kommt sie aber zur Sprache, offen und unverstellt, so wird damit dem von ihr eingeengten Menschen ein Stück Freiheit zugestellt. „Je mehr ich über meine Angst sprach, desto mehr löste sie sich und baute sich ab“ (Tausch 1982). „Ich will reden von der Angst meines Herzens“ (Hiob 7, 11).

Wird mit der Patientin über ihre Angst erst einmal gesprochen, dann kann auch – als Hintergrund, zumindest aber als Verstärker dieser Angst – ein angstmachendes Gottesbild zum Vorschein und zur Sprache kommen.

„Die Zeit war reif für mich, den gütigen, liebenden Gott zu suchen und den strafenden Kindergott hinter mir zu lassen. In mir waren nur Angst und Schrecken. . . Kein Gedanke an den barmherzigen Gott, nur Angst vor Strafe. Ist der Krebs Strafe?. . . Der strafende Gott . . . ängstigte mich noch sehr“, schreibt eine krebskranke Frau (obwohl sie aus der Kirche ausgetreten war!) (Suritsch-Bauer 1990).

In diesem Zusammenhang ist es von besonderer Bedeutung, von welchem Gottesbild der Seelsorger selbst bestimmt und geprägt ist. Vermittelt er der von Angst bedrohten Frau im seelsorgerlichen Umgang mit ihr zusätzliche Bedrängnis oder befreiende Erfahrung, Einengung oder Erweiterung ihres Lebensraumes?

Eine krebskranke Frau sagt es so:

„Ich las in der Bibel: ‚Fürchte dich nicht.' ... Ich bin überzeugt davon, daß die gegen den Krebs vorhandenen normalen Abwehrkräfte in meinem Körper besser zum Zuge kommen, wenn keine verkrampfende Angst sie blockiert. Deshalb versuchte ich zu glauben" (Suritsch-Bauer 1990).

Ist Seelsorge gegen die Angst Seelsorge gegen den Krebs? Sagen wir es vorsichtiger: Seelsorge, die einem Menschen hilft, seine Angst auszusprechen und hinter die Angst zu blicken, eröffnet ihm einen Freiraum, in dem gelebt werden kann; mit Krebs – aber mit einer anderen, neuen Lebensqualität.

Psychosoziale Begegnungsfelder der Seelsorge mit brustkrebskranken Frauen: Einsamkeit und Nicht-verstanden-werden

Bei der Beschreibung der spezifischen Vulnerabilität krebskranker Menschen zu Beginn des letzten Kapitels wurde auch von ihrer Isolation gesprochen. Dem Seelsorger begegnet diese Dimension ihres Leidens vor allem in der Gestalt erlebter Einsamkeit und in der Erfahrung des Nicht-verstanden-werdens.

Krebs macht einsam. Die kollektive Krebsangst, die „trotz aller Bemühungen der Wissenschaft ... in unserer Bevölkerung noch immer nicht abgebaut werden konnte" (Schara 1990), reagiert auf das Bedrohliche, auf das Unheimliche mit Abwehrverhalten, mit Abgrenzung und Ausgrenzung des krebskranken Menschen. In aller Regel bekommt der Krebskranke dies – meist verdeckt oder halboffen – zu spüren.

„Die Krebserkrankung hat einen schlechten Ruf, auch von mir hat sich Frau K. abgewendet, seit sie erfuhr, daß ich krebskrank bin" (Coenegrachts 1983).

„Vor meinem Fenster verteilten Schulkinder Werbeprospekte; ein Mädchen weigerte sich, bei uns einen einzuwerfen, ‚weil das das Haus ist, wo die Frau mit dem Krebs wohnt'. Woher hatte das Kind diese Angst?" (Suritsch-Bauer 1990).

Ein 23jähriger Krebskranker erzählt mir von einem Besuch in seinem Heimatdorf. Die früheren Freunde, die er besuchen möchte, haben, so berichtet er, auf einmal keine Zeit, wenn er bei ihnen erscheint (Scheytt 1987, unveröffentlicht).

Wie dies von einer krebskranken Frau erlebt werden kann, zeigt ein Ausschnitt aus einem auf Band aufgenommenen Gespräch mit einer 43jährigen Patientin.

„An Fasching war ich dann mit im Vereinsheim . . . ich mußte nach einer Stunde gehen. Bin gegangen, ohne jemandem Ade zu sagen. Ich konnte es nicht mehr aushalten. Da macht man so eine Polonaise . . . und alle machen mit, und du kannst nicht mitmachen. Und dann denken die: ,Ja, was ist denn das für ein Muffel?' . . . Die wissen ja gar nicht – das weiß niemand – wie es einem da ums Herz ist, das kann man niemandem sagen, das bedrückt einen dermaßen . . . Ich kann einfach nicht mehr lustig sein. Dann denke ich an die früheren Zeiten, wie's auch oft schön war. Man ist zum Tanz gegangen. Und heute ist alles aus . . . Ja, einmal und nie wieder geh' ich so wo hin" (Bliesener et al. 1988).

In diesem Gesprächsausschnitt wird – im Unterschied zu den vorhergehenden Beispielen – der Eigenanteil der krebskranken Frau erkennbar. Sie sondert sich selbst ab, sie geht – wie es scheint – von sich aus in die Isolation (*„dann mußte ich eben gehen..."*). Bei genauerer Wahrnehmung aber wird deutlich: ihre Selbst-Absonderung ist die Reaktion darauf, daß sie sich in ihrem krankheitsbedingten Verhalten den anderen gegenüber als befremdend, als sonderbar empfindet, ihr Verhalten kann von ihnen nicht verstanden werden (*„Die wissen ja gar nicht – das weiß niemand – ..."*), und sie kann es ihnen nicht verständlich machen (*„das kann man niemandem sagen"*). Im Kreis der Normalen, im Spiegel des normalen Verhaltens, erlebt sie sich als anders; sie steht jenseits der Normalität – ohne dies den Normalen vermitteln zu können.

Einsamkeit – das ist die eine Seite der Isolation. Die andere ist: das Nicht-verstanden-werden und, wie wir soeben erfahren haben, das Sich-nicht-verständlich-machen-können. *„Das versteht niemand, der es nicht selber erlebt hat"*, ist eine häufige Äußerung krebskranker Menschen. Ebenso sicher aber ist, daß sie – seltener bewußt als unbewußt, öfter unausgesprochen als ausgesprochen – mit starkem inneren Drang, heimlicher Erwartung und bisweilen fast verzweifelter Hoffnung nach einem Menschen fragen und suchen, der sie versteht. Oder wenigstens zu verstehen versucht.

„Es gab Menschen neben Oli (dem Ehemann), die mich mochten, ver-
standen, und zwar in meiner Schwäche. – Trotz dieser Hilfe von so vielen
Seiten war ich einsam, ganz allein mit Krebs. Die anderen waren gesund;
ich war krank" (Suritsch-Bauer 1990).

Die Einsamkeit, in der der krebskranke Mensch „anders" und unfähig
ist, sich mitzuteilen, kann auch in der seelsorgerlichen Begleitung nicht
aufgehoben, sondern nur akzeptiert werden. Wie die Trauer der Angehörigen gibt es auch die Trauer des Seelsorgers, die mit dieser Einsamkeit zu tun hat. Dabei gibt es nur eine Begleitung: das fürbittende
Gebet des Seelsorgers – aus seiner eigenen Einsamkeit heraus.

Aber da ist zugleich die andere Seite:

„Man braucht ein bißchen Trost und Wärme, man braucht Verständnis.
Man braucht dringend jemanden, der mit einem zusammen weinen kann
oder nur still zuhört. Man ist so verzweifelt allein mit diesem trostlosen
Gedanken, man findet keinen Ausweg, keine Möglichkeit, ihnen zu ent-
rinnen. Man braucht jemand, dem man alles sagen, hinausweinen, hin-
ausschreien kann" (Coenegrachts 1983).

Es gibt Begegnungen, in denen Seelsorge nichts weiter sein kann als
der Versuch zu verstehen – Seelsorge, die (fast) nur aus Zuhören
besteht. Und es gibt Seelsorge, die nichts ist als nur Da-Sein, Mit-Aus-
halten, Nicht-Weglaufen. – Aber was heißt hier: „nur"?
    Was es heißen kann, wird aus der Äußerung einer Frau über ihre
Selbsthilfegruppe deutlich. Nach Brustamputation, mehreren Operationen und 17 Jahren Krebskrankheit sagt sie:

„Wenn man eine Familie hat, die einen trägt, braucht man die Gruppe
vielleicht nicht. Aber wenn man allein ist . . . Allein wird man damit nicht
fertig. Die Frauen haben mir unendlich viel geholfen . . . Ich war nie
allein – zwei oder drei haben mich immer mitgetragen."

Das personenbezogene Begegnungsfeld der Seelsorge mit krebskranken Menschen: nicht vermittelbares Selbstbild

Im vorausgehenden Abschnitt wurde zu zeigen versucht, daß der
krebskranke Mensch es schwer damit hat, von seiner Umgebung verstanden zu werden und sich ihr verständlich zu machen. Dabei sind
wir von gesellschaftlich bedingten Kommunikationsbarrieren ausge-

gangen und zum Schluß auf Kommunikationsgrenzen gestoßen, die stärker im persönlichen Erleben der Krankheit begründet erscheinen.

Um hier zu einem noch tiefergehenden Verstehen zu kommen, möchte ich die Ausführungen eines Sozialwissenschaftlers wiedergeben, der m. E. sehr einfühlsam aufzeigt, wie die Krankheit Krebs sich als Kommunikationsbarriere auswirkt.

„Der ‚Sturz aus der normalen Wirklichkeit', der durch die Krebsdiagnose ausgelöst wird, stellt die Betroffenen vor ein grundsätzliches Dilemma. Einerseits ist der gewohnten Wirklichkeitssicht, einschließlich des eigenen Selbstbildes, plötzlich der Boden entzogen worden, und alles ist auf einmal brüchig und ungewiß und bedrohlich; andererseits gelten auch für einen Krebskranken, der mit anderen Menschen in Interaktion treten will (oder muß), die normalen Regeln sozialer Interaktion; man muß dem anderen eine definierte Identität des eigenen Selbst anbieten, damit er überhaupt etwas hat, auf das er sich beziehen kann. Eben diese sozial präsentierbare Identität aber ist zerfallen – jedenfalls in der bisher gewohnten Form; was soll man also jetzt dem anderen als Bild des eigenen Selbst zeigen? Diesen Abgrund von Fassungslosigkeit, Verwirrung und Todesangst, der das eigene Leben faktisch beherrscht? Das ist weder kommunzierbar noch für die anderen zumutbar oder verständlich; sie leben ja in einer ganz anderen Wirklichkeit. – Also bleibt nur eine Möglichkeit: die innere Fassungslosigkeit zu verdecken und ein für andere akzeptables Selbstbild vorzuspielen, das eine einigermaßen normale Interaktion erlaubt. Es ist allerdings unwahrscheinlich, daß das bruchlos gelingen kann. Das unter solchen Umständen präsentierte Selbst kann ja nur eine ‚Fassade' sein, die angestrengt über die Bodenlosigkeit des wirklichen Lebens errichtet werden muß. Auf diese Weise dürfte die ‚emotionale Ambivalenz' zustande kommen, die vielen Forschern und Therapeuten bei Krebspatienten aufgefallen ist: die Patienten zeigen sich als gefaßt, emotional unbetroffen, überangepaßt, rigide, tapfer und altruistisch, während für den (geschulten) Beobachter die tiefe Betroffenheit, Angst und Hoffnungslosigkeit im Hintergrund des Erlebens spürbar bleibt … Vielleicht ist das ‚fassadenhafte Selbst' bei vielen Krebskranken weniger ein Ausdruck ihrer Persönlichkeitsstruktur als vielmehr ein Ausdruck der versperrten Kommunikation zwischen Betroffenen und Nichtbetroffenen … Weil die Nichtbetroffenen die normalitätserschütternde Wucht der Wirklichkeitserfahrung von Krebskranken nicht aushalten, müssen die Betroffenen ein fassadenhaft normales Selbst aufbauen, damit wenigstens der Anschein einer

Interaktion entstehen kann ... Von den Konsequenzen, die daraus für die Nachbetreuung abzuleiten wären, kann man dann allerdings fast nur noch sagen, daß damit ein ‚weites Feld‘ beginnt, auf dem die normale Wirklichkeit auch für die (vom Krebs) nicht Betroffenen nicht einfach bestehen bleiben kann“ (Gerdes 1986).

In dieser Beschreibung werden zwei Dimensionen angesprochen, die nach meinen eigenen Beobachtungen und Erfahrungen für den krebskranken Menschen zentrale Bedeutung gewinnen: Selbstbild und Kommunikation. In der Krise seines Selbstbildes und in der „Versperrung“ der Selbst-Mitteilung an die „Anderen“ erfährt der betroffene Mensch Identität und Kommunikation als Grundelemente von Lebensqualität und entdeckt sie – zunächst meist unbewußt – als elementare Werte seines Lebens. Hier liegt ein wesentlicher Grund für die von vielen Krebskranken erlebte und bezeugte „Umwertung der Werte“. Daß er sich jetzt – auf's neue oder zum erstenmal bewußt – auf die Suche nach ihnen machen muß, braucht ihm niemand zu sagen. Wohl aber braucht er jemanden, der ihm hilft, ein neues Selbstbild zu finden und der es ihm ermöglicht und ihn dazu ermutigt, sich selbst auf allen Stationen dieses Weges mitzuteilen – auch und gerade dort, wo sie schmerz- und krisenhaft erlebt werden. Seelsorge als „Handeln im Geist Jesu Christi“ (Fürst 1986) beginnt immer damit, daß sie die wirkliche Situation und das wirkliche Leiden des Menschen wahrnimmt. Damit treten für sie im „onkologischen Kontext“ und vor dem Hintergrund der beschriebenen persönlichen Grundsituation der Betroffenen zwei Herausforderungen in den Vordergrund: der Verlust vom Selbstbild und der Verlust von Kommunikation als konstituierende Elemente des Leidens krebskranker Menschen. Beide Erfahrungen konfrontieren die Betroffenen mit der Tiefendimension ihres Leidens – und wo sie Verständnis finden oder erhoffen können, bringen sie sie zur Sprache: erzählend, klagend, (Gott und Menschen) anklagend, in (oft unterdrücktem) Zorn, in (häufig versteckter) Wut, weinend oder schweigend.

Zur Krise des Selbstbildes und der Kommunikation tritt als dritte Tiefendimension des Leidens die Krise der Hoffnung. Dem krebskranken Menschen wird von den in der gesellschaftlichen Normalität Lebenden die Hoffnung abgesprochen – zwar so gut wie nie in direkten Worten, um so mehr aber in unbewußten, spontanen Ausdrucks- und Verhaltensweisen ihm gegenüber oder im beteuernd-beschwichtigenden „Zuspruch“ unrealistischer Hoffnungen. Wo aber das Selbstbild – das sehr eng mit dem Selbstwert verbunden ist – nicht mehr aufrechterhalten werden kann und zugleich wirkliche Kommunikation nicht mehr erfahren wird, muß tatsächlich auch die Hoffnung schwinden. Wie soll ein Mensch ohne Erfahrung und Bestätigung seines Wertes und in grübelnder Isolation ein Hoffender sein können? Damit eröffnet sich als dritte Herausforderung der Seelsorge an krebskranken Menschen das Thema „Hoffnung".

Das transzendentale Begegnungsfeld der Seelsorge mit brustkrebskranken Frauen: zwischen „zweiter" und „dritter" Wirklichkeit

Der Sturz aus der normalen Wirklichkeit, den der krebskranke Mensch erlebt, betrifft im besonderen sein Selbstbild, sein Beziehungserleben (Kommunikation) und seine Hoffnung.

Für alle drei Dimensionen ist es nun keineswegs unerheblich, welches Körperorgan von der Krankheit betroffen ist.

„Von großer Bedeutung für den Patienten ist das von der Krankheit betroffene Organ" (Howe 1989). „Dabei spielt sowohl die praktische Bedeutung des Organs (z. B. … sexuelle Funktionen) als auch seine symbolische Bewertung eine Rolle, wie z. B. beim Verlust der weiblichen Brust nach einem Mammakarzinom deutlich wird. Lange bevor die unmittelbare tödliche Bedrohung durch ein Karzinom da ist, muß der Kranke sich damit auseinandersetzen, was für ihn persönlich der Befall des jeweiligen Organs bedeutet" (Koch u. Schmeling 1982).

Nun hat aber die Brust der Frau in allen drei genannten Dimensionen wesentliche Bedeutung für ihr Frau-Sein. Sie ist als intensiv erlebte Komponente des Körperbildes der Frau ein wesentliches Element ihres Selbstbildes[1]; als hochsensibles sexuelles Organ ein Instrument der Beziehung[2], als mütterlich-nährendes Organ ein Symbol der Hoffnung sowie ein Symbol des zyklischen Lebensvorganges von Geburt und Tod (Olbricht 1985).

---

[1] „Das Selbstbewußtsein von Weiblichkeit ist für eine Frau abhängig von dem, was sie äußerlich und von der Funktion her als weiblich bezeichnet, nämlich ganz entscheidend von ihrer Brust". „Eine Frau leitet ihr Verständnis für sich selbst als die Frau, die sie ist, ganz entscheidend von ihrer Brust her ab. Damit wird die Brust … zur Ursache für ein positives Selbstbild" (Olbricht 1985)

[2] „Die Brust … kann eine besonders nahe Beziehung zwischen zwei Menschen herstellen". „Die weibliche Brust ist ein sexuelles Organ, über das Kontakte zwischen Menschen hergestellt werden können… Die Brust ist also auch ein Beziehungsorgan, ein Organ der Kommunikation" (Olbricht 1985)

So erlebt die Frau, die nach der Trennung von ihrer Brust mit der Krebserkrankung leben muß, den Sturz aus der normalen Wirklichkeit gleichzeitig auf zwei Ebenen ihres Seins: als Verlust ihres weiblichen Selbstbildes und ihrer menschlich-sozialen Beziehungsebene.

Obwohl „Menschen solche Belastungen subjektiv höchst unterschiedlich" wahrnehmen und „die verschiedensten Bewältigungsstrategien" entwickeln (Matzat 1990), gibt es für die betroffene Frau aus der Sicht der Seelsorge prinzipiell nur zwei existentielle Antworten auf den doppelten „Sturz aus der normalen Wirklichkeit", die einander diametral entgegengesetzt sind. Die eine könnten wir Wachstum oder auch Weg nennen; die andere ist das Stehenbleiben, Verharren oder gar Erstarren in grundsätzlicher Verdrängung und/oder entschiedener Verleugnung.

Eine betroffene brustkrebskranke Frau beschreibt diese zwei Welten so:

„In diesem Sanatorium gibt es zwei Arten von Frauen:

Die Minderheit ..., die sich mit ihrer Krankheit auseinandersetzen, sie zu ergründen suchen, die ganze Wahrheit um diese tückische Erkrankung wissen wollen. Sie wissen aber auch, daß die Heilungschancen gering sind, daß es ein Wundermittel nicht gibt. Diese Frauen haben weder an Lebenslust noch an Humor eingebüßt, ihre Einstellung zum Leben und Sterben hat sich gewandelt: sie sind reifer, menschlicher, verständiger geworden. Sie wissen, daß sie gehen müssen und daß der Tod zum Leben gehört ... Sie sind bereit, alles loszulassen.

Die zweite Art der Frauen wiegt sich krampfhaft im Optimismus, kann das Wort Krebs weder hören noch aussprechen. Fast so, als ob von diesem Wort allein schon die Ansteckung droht. Sie klammern sich an beruhigende Worte des Arztes, reden sich selbst ein, daß die Krankheit sie nur leicht streifte, daß nur sie als Ausnahme Glück hatten; betroffen wie die andern sind sie nicht" (Coenegrachts 1983).

Eine andere brustoperierte Frau antwortet auf die Frage, warum sie nicht zur Selbsthilfegruppe gehe: *„Ich gehe nicht hin, weil ich nicht krank bin. Ich bin gesund."* Dann spricht sie vom erlebten Schock und vom darauffolgenden Versuch, das Erlebte zu verarbeiten – durch Verleugnung.

Es ist nicht Aufgabe der Seelsorge – und steht ihr nicht zu –, zu beurteilen oder gar zu bewerten, wie brustkrebskranke Frauen ihr schweres Geschick zu verarbeiten und zu bewältigen versuchen. Es ist aber ihre Aufgabe, die zweite Wirklichkeit wahrzunehmen, die die brustkrebskranke Frau nach dem „Sturz aus der normalen Wirklichkeit“ erlebt.

Für die Frauen der erstgenannten Art wird so etwas wie eine „dritte“ Wirklichkeit wahrnehmbar und erlebbar. Nach meinem Verständnis lassen sich damit Auftrag und Ziel der Seelsorge an brustkrebskranken Frauen folgendermaßen beschreiben: Es geht darum, der einzelnen betroffenen Frau – wenn sie dies wünscht und anzunehmen bereit ist – zum Weg aus jener zweiten in diese dritte Wirklichkeit zu verhelfen, sie dazu zu ermutigen, ihr wenigstens die Begegnung mit dieser zu ermöglichen und sie ihr zu vermitteln. Darin liegt eine Chance, aber durchaus auch ein Risiko – beide liegen letztlich jenseits methodischer Möglichkeiten. Ubi et quando visum est Deo: Wo und wann es Gott gefällt – so wird die prinzipielle Offenheit der Situation und des Weges in der Sprache kirchlicher Tradition ausgedrückt.

Aufbruch zu einer anderen Wirklichkeit und der Weg auf sie zu, in sie hinein, das soll nun im Bezugsrahmen der genannten drei Krisenhorizonte und unter der soeben genannten begrenzenden Bedingung dargestellt werden. Dabei soll jeweils vom „Befund“ ausgegangen, sodann das zwischenmenschliche Geschehen betrachtet und schließlich die Transparenz des seelsorgerlichen Prozesses beleuchtet werden.

Auf dem Weg zu einem neuen Selbstbild

Wie schockartig und fassungslos eine Frau im Verlust ihrer Brust den Verlust ihres Selbstbildes erlebt, macht die bereits zitierte Äußerung einer Betroffenen deutlich:

„Als man zu mir sagte, ich habe Krebs, hat mich das Wort Krebs gar nicht so sehr erschreckt, als daß ich eine Brust verlieren sollte. Das war für mich viel furchtbarer als das Wort Krebs.“

Andere Frauen schildern ihr Erleben so:

„Ich habe, glaube ich, mich das erste Jahr lang überhaupt nicht im Spiegel angesehen. Ich habe meine Prothese beim Entkleiden abends unter meiner Unterwäsche versteckt. Ich konnte das nicht annehmen.“

Beim ersten Spaziergang „danach“: *„Ich habe kein Gesicht gesehen, ich habe keine Beine gesehen, ich habe nichts gesehen, ich habe keinen Mann gesehen, ich habe nur Busen gesehen. Das war entsetzlich“* (Alt et al. 1986).

„Wir waren … im Schwimmbad. Hier liefen alle oben ohne, die schönsten Frauen. Ich habe zwei Stunden nur geheult und mich nicht vom Fleck gerührt" (Olbricht 1985).

Olbricht schreibt: „Der Verlust der Brust" stellt „die Betroffene vor die Aufgabe …, ihr Selbstverständnis als weibliches Individuum neu zu finden". Die Betroffene gehört „plötzlich nicht mehr zu denjenigen, die sich über die Brust als weiblich definieren können. Der Verlust dieses Organs kann das Gefühl bewirken, keine richtige Frau mehr zu sein. – Das kann den Weg in Verdrängung oder Resignation vorzeichnen, häufig in die Depression. – Es kann aber auch zum Aufbau eines individuellen, einmaligen und unverwechselbaren Frau-Seins führen, das sich aus sich selbst heraus definiert. Der Verlust kann zur Chance werden. Dazu ist meist aber psychotherapeutische Hilfe notwendig".

Die zuletzt zitierte Frau sagt wenig später:

„Mein übriges Leben ging normal weiter, wenig wurde gefragt, gar nicht: ‚Wie wirst du damit fertig?' Verlangte ich doch auch von mir, alles ohne Wehklagen hinzunehmen. So trug ich auch nach außen die Maske der ‚Starken' ".

„Wie wirst du damit fertig?" Diese Frage nach dem Leid (auf die jene Frau insgeheim wartete), wird hier zur Leitfrage für die Seelsorge. Denn die betroffene Frau verbirgt Elend, Jammer, Angst und Schrekken oft tief in ihrem Innern, um ihr bisheriges Selbstbild zu wahren. Sie kann es erst vorsichtig in tiefer Trauer oder auch in aggressivem Zorn, als verloren allmählich loslassen, wenn sie den unterdrückten Aufschrei: *„Wer oder was bin ich jetzt noch?"* zur Sprache bringen kann. Dieses ‚Annehmen des neuen Selbstbildes' kann unterstützt werden, wenn sie einem Seelsorger begegnet, der seine eigene Schwachheit und Ohnmacht zulassen kann und sie weder vor sich selbst noch vor der betroffenen Frau verbirgt; einem Seelsorger, der sein eigenes Selbstbild also loslassen kann.

„Ich kann mich nicht mehr ansehen!" – das heißt: ich kann mich nicht mehr annehmen. Wer aber sich selbst nicht mehr annehmen kann, sich nicht mehr annehmbar findet, braucht um so mehr Annahme durch andere. Der Seelsorger kann die betroffene Frau solche Annahme sehr wohl erfahren und spüren lassen, aber nur zeichenhaft – stellvertretend für die oder zusätzlich zu der annehmenden Zuwendung, die sie von ihrer vertrauten menschlichen Umgebung erhofft und braucht. Manchmal kann der Seelsorger hier Wahrnehmung sensibilisieren, Verständnis fördern und die Angehörigen begleitend stüt-

zen. Aber in jedem Fall bleibt die Frau angewiesen auf die Liebe des oder der Menschen, der bzw. die ihr besonders nahe stehen, vor allem auf die des (Ehe-)Partners und der Kinder. Seelsorge kann den sozialen Kontext hier und da vielleicht stärken – ersetzen kann sie ihn nicht.

Frauen nach Brustoperationen betreten auch in dieser Hinsicht zunächst unbekannten und unsicheren Boden (auch und gerade dann, wenn die Unsicherheit nur im verlorenen Selbstbild begründet ist). Die folgende Schilderung liest sich wie ein Test darauf, ob dieser Boden trägt:

„Ich war auch schon trotz meiner Operation am FKK, auch mit meinen Familienangehörigen. Mein Sohn war damals elf Jahre alt, der war auch immer am FKK dabei. Dem Kind habe ich auch nach der Operation gleich gesagt: ,Kind, guck, so seh ich jetzt aus.'" – Daß der Test positiv ausging, zeigt die Fortsetzung: *„Und die Prothese habe ich vollkommen angenommen und bin – Gott sei Dank – froh. Das macht mir heute gar nichts mehr aus"* (Alt et al. 1986).

Wie wichtig und hilfreich – nach meinen Beobachtungen und Erfahrungen auch im therapeutisch-prognostischen Sinn – die Zuwendung und Solidarität gerade der allernächsten Menschen für die betroffene Frau sind, zeigen die folgenden Äußerungen:

„Ich muß sagen, daß mir die Familie sehr geholfen hat. Also mein Mann hat mir gezeigt, daß er mich genauso lieb hat – auch nur mit einer Brust – und hat mir treu zur Seite gestanden und meine Kinder auch" (Alt et al. 1986).
„Mein Mann hat mich … nicht eine Sekunde spüren lassen, daß ich für ihn eine andere Frau sei. Eine unbeschreibliche Hilfe!" (Olbricht 1985).

Man könnte hier von der Transparenz des zwischenmenschlichen Geschehens sprechen, wodurch eine andere, „dritte Wirklichkeit" entdeckt wird, die aus der Tiefe emporwächst und die auch die Seelsorge bezeugen kann – in den Zeichen der Zuwendung, des Zuhörens und, wo es geschehen kann, im Zuspruch des biblischen Wortes und im Gebet. Die „Solidarität zwischen Seelsorger und Patient, gleichsam gemeinsam die Nagelprobe des Glaubens zu wagen" (Käunicke 1987), kann zum ersten Schritt auf einem Weg werden, der – im Vertrauen auf jene andere, sich öffnende Wirklichkeit – durch Höhen und Tiefen zu einem neuen Selbstbild führt. Es wird gewiß keine triumphalen und „narzißtischen" Züge tragen; aber es wird, gerade in seiner Gebrochenheit, in einer anderen Tiefe als das erste „naive" Selbstbild zu bewußterem Leben (und Sterben) befähigen. *„Es geht um Wahrhaftigkeit“*, sagte mir jene schon erwähnte Frau mit ihrer 17jährigen Krankengeschichte. *„Früher war auch ich mir selbst gegenüber nicht wirklich wahrhaftig.“* Und gerade diese Frau war von ihrem Ehepartner nicht nur verlassen worden, sondern hatte von ihm Unsägliches zu erleiden.

Wo betroffene Frauen durch solche Erfahrungen gehen, wo also das zwischenmenschliche Geschehen eine ganz andere Sprache spricht, da gewinnen die „dritte“ Wirklichkeit und die an ihr orientierte Seelsorge eine besondere, vielleicht letzte Bedeutung – und dies nicht erst im „letzten“ Stadium. Hier kann dann nur noch jene Erfahrung zur Sprache kommen, die sich z. B. in Psalm 8 ausspricht: „Was ist der Mensch, daß du sein gedenkst, und des Menschen Kind, daß du dich seiner annimmst?“ Die erstaunliche Zusammenstellung der zutiefst resignierenden Frage: „Was ist der Mensch?“ (die nicht selten von Krebskranken wörtlich so gestellt wird) mit dem Ausdruck absoluten Vertrauens markiert präzise Ausgangspunkt und Ziel der Seelsorge an Menschen, denen ihr normales Selbstbild zerbrochen ist. Das Erschrecken im Zerbrechen des bisherigen Selbstbildes und sein Verlust als ausgemachte Sache; beides wird hier aufgenommen – und beidem wird von jener anderen Wirklichkeit her widersprochen. Es ist das Grundmodell von Wirklichkeit, das in Tod und Auferweckung Christi seine letztgültige Verwirklichung erfährt (Hebr. 2, 6–10).

„Er hatte keine Gestalt noch Schöne; wir sahen ihn, aber da war keine Gestalt, die uns gefallen hätte. Er war der Allerverachtetste und Unwerteste, voller Schmerzen und Krankheit. Er war so verachtet, daß man das Angesicht vor ihm verbarg; darum haben wir ihn für nichts geachtet“ (Jes. 53, 2f).

Im Bild dieses Menschen hat jedes zerbrochene Selbstbild Raum. Und es öffnet den Weg zu einem neuen Selbstbild, das die Werte und Normen der „Normalität“ endgültig hinter sich zu lassen vermag, weil es sich von wo anders her empfängt: „Weil du vor meinen Augen so wert geachtet bist, mußt du auch herrlich sein, und ich habe dich lieb“ (Jes. 43, 4).

Auf dem Weg in eine neue Beziehungsdimension

Wie sehr sich Beziehungswelt und Beziehungserleben für Krebskranke allgemein verändern, ist für Nichtbetroffene oft nicht leicht wahrzunehmen und wohl noch schwerer einfühlbar. Dazu sei noch einmal auf die im vorhergehenden Abschnitt zitierten Ausführungen von Gerdes (1986) verwiesen, in denen er die Schwierigkeit der Kommunikation für solche Kranke beschreibt und begründet. Im Hinblick auf die brustoperierte Frau ist zusätzlich zu bedenken: „Sowohl ihre Selbstsicherheit als auch die Sicherheit im Umgang mit anderen hängen entscheidend vom inneren Körperbild ab" (Olbricht 1985). Dies betrifft insbesondere auch den Bereich der sexuellen Beziehungen.

„Ich habe meine Brust mit 30 Jahren verloren. Es ist also doch so, daß man auch Angst hat, daß man nicht mehr attraktiv ist für den Ehemann, oder so."

„Es hat mich schon erschreckt, das Wort Krebs, aber ich meine, es ist ja so, daß die Brust ja nicht bloß die Brust ist wie ein Ohr oder eine Hand, sondern es ist ja etwas sexuell Wichtiges, oder man denkt, daß das wichtig ist für den Ehemann" (Alt et al. 1986).

In den Äußerungen dieser Frauen wird spürbar, wie das veränderte Selbstbild auch das bisherige, gewohnte und vertraute Beziehungserleben und Beziehungsgefüge verändert. Wer sich selber nicht mehr anschauen und annehmen kann, möchte sich erst recht vor anderen verbergen, sogar vor denen, die einem im normalen Leben vertraut waren.

Diesem Bedürfnis, sich zurückzuziehen und sich zu verbergen, widerspricht aber gerade bei Krebskranken das entgegengesetzte und zumeist elementare Bedürfnis, sich mitzuteilen, weil sonst Leidensdruck, Angst und innere Not die Seele und vielleicht auch den Leib verzehren wie ein schwelendes Feuer.

Dieser Widerstreit zweier sehr starker Gefühle und Bedürfnisse ist für mich eine mögliche Erklärung dafür, daß sich der Seelsorger in manchen Begegnungen mit Betroffenen als unerwünschter und zugleich erwünschter Besucher empfindet. Wir sind nicht erwünscht als Zuschauer und schon gar nicht als zudringlich Fragende – wir sind aber sehr wohl erwünscht als Zuhörer, die Zeit haben und die auch dann noch zuhören, wenn es an Herz und Nieren geht. Die erste Kontaktaufnahme dürfte deshalb zumeist auch den Test dafür abgeben, in welcher „Rolle" wir der betroffenen Frau erscheinen – ob sie sich also einem Gespräch, einer Beziehung öffnen kann oder sich beidem eher verschließt. Die Krise ihres Beziehungserlebens läßt ihr in der Regel gar keine andere Wahl; unerträglich sind für sie Fragen, die aufzudecken drohen, was verborgen bleiben möchte. Oft dringend gesucht ist aber der sich einfühlende Gesprächspartner, der sich anrühren läßt von der Selbstmitteilung der Leidenden, aber zugleich deren Grenzen respektiert und akzeptiert.

„Den wesentlichen Beitrag zum ‚Erleben' leisten soziale Kontakte, vor allem das Gefühl, nicht überflüssig zu sein, sondern gebraucht zu werden, eingebunden zu sein in die Lebensabläufe anderer, in deren Projekte. Die Güte der Beziehungen zu Partner, Familie, Freunden, Kollegen ... ist dabei entscheidender als ihre Anzahl ... Stabile Sozialbeziehungen können Defizite in der Funktions- und Leistungsfähigkeit in verschiedenen Lebensbereichen ... aufheben. Selbst krankheitsbedingte sexuelle Defizite können weniger schwerwiegend sein, wenn Liebe das überdauernde Merkmal der Bindung ist oder der Partner Verständnis zeigt" (Schara 1990).

Die Schilderung einer Betroffenen über das Schicksal einer ihrer Leidensgenossinnen, die in einem Behindertenheim arbeitet, zeigt, daß selbst partnerschaftlich-familiäre Erlebnisse von katastrophalem Charakter auf andere Weise psychosozial ausgeglichen, zumindest abgemildert werden können.

„Sie überstand die Brustoperation und danach die Scheidung von ihrem Mann. Die Scheidung nach der Krebserkrankung der Frau, vor allem nach der Brustoperation, scheint häufig vorzukommen und gibt den Frauen den Rest; sie können sich kaum noch erholen. – Diese Frau ... ist ihrem Schicksal ergeben, hat die Krankheit mit Demut angenommen ... Die Arbeit mit ihren Behinderten macht ihr viel Freude und gibt ihrem Leben einen Sinn. Sie spürt die Zuneigung der ihr Anvertrauten, ihre Liebe und schöpft daraus Kraft. Der Dienst am leidenden Nächsten ... erfüllt das Leben dieser Frau" (Coenegrachts 1983).

Nicht abgelehnt, nicht isoliert, nicht verlassen werden, nicht allein bleiben müssen – das öffnet eine tiefere Dimension. Wie die Frage: „Wer bin ich?" nach „anderer" letzter Antwort ruft, so jetzt die Frage: „Wer bleibt bei mir?" Die Frage nach der Beziehung, die auch dem Tod standhält; nach dem, der mich auch im Tod nicht verläßt.

Worum es geht, kann ich nicht besser formulieren als mit den Worten meines katholischen Kollegen A. Reiner: „Wer einem Schwerkranken und Sterbenden zum wahrhaften Begleiter wird, kann selbst zu einem Zeichen werden, durch das dem Kranken vielleicht eine entscheidende Transzendenzerfahrung möglich wird. In solchen Begegnungen kann gerade einem Kranken die Dimension des Lebens aufgehen, die im Alten und im Neuen Testament als die Erfahrung des mitgehenden Gottes beschrieben wird. Hier liegt die theologische Dimension des Begleiters, ja prinzipiell einer jeden Kommunikation von Menschen in der Krise" (Reiner 1979).

„Du wirst nicht verlassen – jetzt nicht und auch im Tod nicht!" Das kann mitgeteilt werden – in fast unendlich vielen verbalen und nonverbalen Gestalten menschlichen Kommunikationsgeschehens. Diese Mitteilung ist das Zentrum der seelsorgerlichen Kommunikation, aber – glücklicherweise – keineswegs ihr Monopol. „Gott ist Liebe" (1. Joh. 4, 16), d.h. wirksame, also rettende Zuwendung; tragende, auch noch dem Tod standhaltende Beziehung: das kann zur neuen Erfahrung werden und in den zwischenmenschlichen Beziehungen eine Offenheit hervorbringen, wie sie zuvor nicht erlebt wurde.

Auf dem Weg in eine neue Dimension der Hoffnung

So gewiß ein „normales" Selbstbild und „normales" Beziehungserleben uns – meist unbewußt – Lebenshoffnung vermitteln und sie aktivieren kann, so gewiß wird eine Krise beider auch die Krise der Hoffnung zur Folge haben. In der Regel beginnt diese mit der Mitteilung der Diagnose, die den betroffenen Menschen für ihn selbst und für die Mitmenschen zu einem „anderen" macht. Eben deshalb ist die Art und Weise, in der diese Mitteilung erfolgt, für Gestalt und Verlauf der Krise der Hoffnung von kaum zu überschätzender Bedeutung. Dies gilt in gleicher Weise für die Arztgespräche. Besonders destruktiv für die Hoffnung ist es, wenn die Betroffenen sich bei der Mitteilung einer kritischen Diagnose oder eines problematischen Befundes isoliert, alleingelassen oder verlassen fühlen.

„Ich wollte auf die Frage eingehen, ob Ehepartner beim Arztgespräch dabei sein sollen. Ich finde das sogar sehr wichtig. Wenn ich damals nicht so allein gewesen wäre, bei meiner ersten Operation, wenn mein Mann dabeigewesen wäre, und man hätte mit uns beiden schon ruhig darüber gesprochen, hätte ich das nie so schwer getragen." Beeindruckend ist, wie diese Frau sich selbst hilft: *„Jetzt bitte ich darum, daß wir beide zusammen rein gehen zu diesem bestimmten Gespräch, daß er dabei ist … Wir beraten dann zu dritt, was für mich das Beste wäre. Denn meine Seele gehört ja auch irgendwie mit dazu. Es ist ja nicht nur der Körper, der therapiert werden muß, sondern da ist ja auch in mir etwas."*

„Ich hätte mir zu meiner Operation so etwas gewünscht, daß jemand oder eine Gruppe dagewesen wäre, die mir gezeigt hätte, daß das Leben weitergeht und daß man auch mit einer Brust leben kann" (Alt et al. 1986).

Es gibt ärztliche und seelsorgerliche Kommunikationsmuster, die das Gefühl des ‚Mit-der-Diagnose-alleingelassen-Werdens' geradezu provozieren und damit an die Stelle von Hoffnung nackte Angst vor der Todesdrohung setzen.

Wenn ein Arzt z. B. sagt: *„Damit können Sie noch etwa ein halbes Jahr leben – natürlich gibt es Ausnahmen"* (und dazu vielleicht noch „beruhigende" statistische Angaben macht), oder ein Seelsorger dem Betroffenen (sinngemäß) die „Versicherung" gibt: *„Sie haben eine tödliche Krankheit und nicht mehr lange zu leben – wenn Sie sich aber ernsthaft auf Ihren Tod vorbereiten, haben Sie die Chance ewigen Lebens"*, so hat dies – wie ich schon erlebte – eine durchaus vergleichbare destruktive Wirkung auf die Hoffnung des Patienten.

Weder sachlich-medizinische Informationen noch teilnahmslos vermittelte theologische Richtigkeiten können in der Krise der Hoffnung weiterführen – im Gegenteil. Denn wo die „andere" Hoffnung entstehen und wachsen soll, kann das nur geschehen im Rahmen einer Beziehung zwischen zwei sterblichen Menschen, die sich nicht vorenthalten, was sie sind und wie sie dran sind.

„Die Hoffnung des Kranken", schreibt Köhle (1990), „bezieht sich nicht ausschließlich ... auf die Möglichkeit, trotz aller Bedrohung zu überleben ... Für ihn sind entscheidend: Die Integrität seiner Person, das Erleben des eigenen Wertes, das Einbezogensein in die Gemeinschaft. Das Erleben von Wertlosigkeit und Alleingelassenwerden führt zu Verzweiflung ... Kranke fürchten den sozialen Tod mehr als den physischen Tod ... Während die Hoffnung auf das Überleben mit fortschreitendem Krankheitsverlauf notwendigerweise abnimmt, kann Hoffnung, die sich auf den eigenen Wert bezieht, zunehmen. Es kann dem Kranken gelingen, ... neue Werte – auch in der Einstellung zu seiner Situation und seinen Bezugspersonen – zu verwirklichen. Einzelnen Kranken gelingt es, trotz allem Schmerz und Leid in eindrucksvoller Weise im Verlauf der Krankheit noch zu reifen, trotz des Verlustes von Funktionen und Rollen im Leben als Person noch authentischer zu werden."

Eine brustoperierte Frau erzählt, wie sie in ihrer Gruppe zuerst einen Schmetterling malt:

„Und ich denke: ‚Ach, ich möchte ein Schmetterling sein, bunt, und dann fliege ich von Blume zu Blume und nehme die Schönheiten der Blume mit.' "

Aber dann, als ihr zwei andere Teilnehmer einen Strich über den Schmetterling machen:

„Dann kam mir irgendwie zum Bewußtsein, mit Schmetterling ist wohl nichts mehr. Vielleicht vorbei ... Dann habe ich einen Baum gewählt, der die Wurzeln in der Erde hat. Jetzt versuche ich, die Wurzeln in die Erde zu kriegen, damit der Stamm kräftig wird und damit die Blüten und Blätter zur Sonne, zum Himmel emporwachsen. Da möchte ich gerne hinkommen. Auf dem Wege bin ich so langsam“ (Alt et al. 1986).

Transparenz des Geschehens und Erlebens? Ganz sicher: Veränderung der Hoffnung. Was immer es für die Frau bedeuten mag, „zum Himmel empor(zu)wachsen“ und „da hin(zu)kommen“ – sie symbolisiert damit eine andere Hoffnung als die, die sie mit dem „Schmetterling“ ausdrückte.

Ganz unsymbolisch konkret schildert dagegen jene krebskranke Frau, die wir schon mehrfach zitierten, wie sie aus der „zweiten“ in die „dritte“ Hoffnung hinüberschreitet („transzendiert“):

„Ich glaube nur, was ich sehe“ – diese Überzeugung saß tief. Und sie kettete mich an die unseligen Blutwerte ... Der Verlauf des Blutwertes korreliert zu 99% mit dem des Tumors, so hatte mir ein Arzt erklärt. Also starrte ich wie ein Kaninchen vor der Schlange auf diesen Wert ... Was tun, wenn die Ärzte nichts mehr tun können? ... Mich von diesem Wert befreien, das wollte ich, und so konnte sich ganz langsam, ... unterbrochen von Zweifel und dem Wunsch nach Sicherheit, der Gedanke festsetzen, daß an die Stelle der äußeren Gewißheit – manifestiert durch den Wert – meine innere Gewißheit treten muß. Das war gleichzeitig der Übergang (!) zum Vertrauen auf den heilenden Gott, der Heil in meine Seele bringt und dadurch Heil in meinen Körper – ganz sicher. Ob in diesem Leben oder in einem anderen – aber ganz sicher“ (Suritsch-Bauer 1990).

Hoffnung, die sich verändert und über bisher als nicht passierbar erlebte Grenzen wächst, um sie schließlich bewußt zu überschreiten – und das vielleicht gerade zu dem Zeitpunkt, an dem die mitmenschliche Umgebung endgültig vom hoffnungslosen Zustand spricht ... Hoffnungslos? Zustand?

Seelsorge auf diesem Abschnitt des Weges zur anderen, „dritten“ Wirklichkeit wird sich, so können wir zusammenfassen, an zwei polar entgegengesetzten, aber zugleich polar aufeinander bezogenen Zielen orientieren; sie wird sich um die Einbeziehung des todkranken Menschen in die Gemeinschaft der Lebenden und zugleich um die Hilfe bemühen, die er für das Verlassen dieser Gemeinschaft braucht. Sie wird so zur Bemühung, Tod und Leben, Leben und Tod aufeinander zu beziehen und dem betroffenen Menschen zu helfen, in der Spannung zwischen beiden Polen sich selbst zu finden, „zu sich zu kommen“. Oder anders ausgedrückt: im Leben dem Tod und im Tod dem Leben zu begegnen und beide miteinander zu verbinden in der Beziehung, die Hoffnung heißt. Dann kann das Leben den Tod zur Sprache kommen lassen – und der Tod wird in der Sprache des Lebens zu reden beginnen, in Gestalt der „anderen“, der größeren Hoffnung.

Wie von selbst mündet hier das seelsorgerliche Gespräch in das Gebet als Anrufung dessen, auf den sich die grenzüberschreitende Hoffnung gründet, und als Dialog mit dem, von dem „weder Tod noch Leben uns scheiden kann“ (Römer 8, 38 f.).

Noch immer sehe ich sie vor mir – es ist erst wenige Monate her –, die Frau und Mutter von zwei reizenden Kindern. 36 Jahre, brustoperiert, krebskrank – sterbend jetzt. Allein im großen Raum der Intensivstation. Nein, nicht allein, fast immer umsorgt von einem oder mehreren ihrer Angehörigen; aufmerksam, leise, behutsam, fast zehn Tage lang. Vier Tage vor ihrem Tod – ihr Mann und ich stehen bei ihr – sagt sie, so, wie jemand den Entschluß zu einer Reise mitteilt, ohne Dramatik, ohne Pathos, ruhig und entschieden: *„Ich möchte jetzt sterben.“* Die vier Worte schaffen Schweigen – und einen Raum, in dem vieles Platz hat, Leben und Tod; nur eines nicht: Widerspruch. Später ein Bibelwort, ein Gebet, zuletzt der Segen. Als ich ihr die Hände auflege, weist sie mich mit ihren dunklen Augen zu ihrem Mann und sagt: *„Ihn auch.“* Sie empfängt den Segen – aber sie segnet auch. Segnet das Zeitliche, gibt ihm und uns den Frieden.

Zwei Tage vor ihrem Tod sind die Kinder da. Lebendig, wach, das Mädchen – dreieinhalb; interessiert, aufmerksam die fremde Umgebung betrachtend, der kleine Bub – eineinviertel Jahre alt. Das Intensivzimmer wird zum Kinderzimmer. Die Mutter schaut ihren Kindern zu, folgt ihnen mit den Augen, lächelt ihnen zu. Sie wünscht, daß man ihr den Kleinen auf den Bauch setzt. Mutter und Kind blicken sich an, nah und dicht – voller Liebe, voller Leben und Wärme. Abschied? Abschied. Zärtlichkeit steht im Raum, und Schmerz – aber kein Schrecken, keine Angst.

Am selben Tag schreibt sie ihren Kindern einen Abschiedsbrief:

„Liebe Lea, lieber Simon, mit Papa zusammen seid Ihr das Allerliebste, das ich hier haben durfte. Soviel Schönes haben wir zusammen erlebt, und ich wäre noch gern weiter bei Euch geblieben ... Weil mein Körper so schlimm krank geworden ist, hätte ich nun nur noch Schmerzen, und der liebe Gott hat mir deshalb angeboten, daß ich keine Schmerzen mehr haben soll. Dafür wird er meine Seele zu sich nehmen, weit, weit weg,

wohin Ihr mich nicht besuchen könnt. Meinen Körper kann man begra-
ben. Er ist nicht mehr wichtig, aber Ihr müßt wissen, daß ich, Eure
Mutter, immer noch bei Euch bin. Aus dem Paradies kann man durch
einen kleinen Schlitz herunterschauen, und ich werde immer wieder nach
Euch ausschauen und den lieben Gott bitten, daß er Euch beschützt und
behütet. – Ich bin glücklich, daß Ihr gesund, stark, mutig seid und ein
paar Späßchen machen könnt, und ich bin stolz auf Euch, weil Ihr Euch
helft und auch anderen."

Aus der Krise der Hoffnung kann Leben erwachsen; Leben das im
Vertrauen auf die gekreuzigte Liebe dem Tod widerspricht – und ihn
eben deshalb geschehen lassen kann, wenn seine „Stunde" gekommen
ist: „Ich möchte jetzt sterben."

Seelsorge an todkranken und sterbenden Menschen ist – in Anleh-
nung an die drei Artikel des christlichen Glaubens vom Schöpfer,
Erlöser und Vollender zusammenfassend ausgedrückt – zärtliche Zuwendung zum Ebenbild Gottes im Menschen, unpathetische Verge-
genwärtigung der befreienden Liebe Gottes und subversive (d. h. von
unten her die lähmende Herrschaft des Todes über das Leben umstür-
zende) Vermittlung und Vergewisserung von Hoffnung auf umfassen-
den Schalom – einer Hoffnung, für die der Tod keinen Widerspruch
darstellt, wohl aber die Vertrauensfrage in ihrer letzten Schärfe.

So versucht Seelsorge mit dem betroffenen Menschen den Weg zur
„anderen" Wirklichkeit zu gehen und mit ihm dorthin unterwegs zu
sein. Auf diesem Weg kann – in der Krise des Selbstbildes, des Beziehungserlebens und der Hoffnung – diese andere Wirklichkeit von allen
Beteiligten zeichenhaft erfahren werden – im Symbol der Beziehung
zwischen sterblichen Menschen. Es wird – als Beziehung zwischen
(zwei oder mehr) Menschen, die sich ihre Sterblichkeit nicht vorenthalten – immer ein gebrochenes Symbol sein. Denn es vermag nur zu
sprechen und kann nur erlebt werden in der Spannung zwischen dem
bedrängenden Jetzt und dem sich öffnenden „Dann aber . . . ", die
Paulus so beschreibt: „Wir sehen jetzt durch einen Spiegel in einem
dunklen Wort; dann aber von Angesicht zu Angesicht" (1. Kor. 13,
12).

Literatur

Alt D, Boehm G von, Weiss G (1986) Miteinander reden. Brustkrebskranke Frauen spre-
    chen mit Experten. Springer, Berlin Heidelberg New York Tokyo
Aulbert E, Niederle N (1987) Nachklinische Betreuung von Patienten mit Krebs-
    erkrankungen. In: Niederle N, Aulbert E (Hrsg) Der Krebskranke und sein Umfeld.
    Thieme, Stuttgart

Bappert L (1979) „Der Knoten". Vertrauen und Verantwortung im Arzt-Patienten-Verhältnis am Beispiel Brustkrebs. Rowohlt, Reinbek

Bliesener T, Hausendorf H, Scheytt C (1988) Klinische Seelsorgegespräche mit todkranken Patienten. Springer, Berlin Heidelberg New York Tokyo

Boeger A (1987) Der stationäre Krebspatient im Spannungsfeld zu sich und seiner Umwelt aus psychologischer Sicht. In: Niederle N, Aulbert E (Hrsg) Der Krebskranke und sein Umfeld. Thieme, Stuttgart

Coenegrachts M (1983) Heimkehr (unveröffentl. Manuskript) Ulm

Dornheim J (1983) Kranksein im dörflichen Alltag – soziokulturelle Aspekte des Umgangs mit Krebs. Tübinger Verein für Volkskunde 1983

Dornheim J (1986) Bilder und Deutungsmuster schwerer Krankheit – Aspekte des Umgangs mit Krebs aus der Sicht der empirischen Kulturwissenschaft. In: Schmidt W (1986) Jenseits der Normalität. Leben mit Krebs. Kaiser, München

Fürst W (1986) Praktisch-theologische Urteilskraft. Auf dem Weg zu einer symbolisch-kritischen Methodologie der Praktischen Theologie. Benziger, Köln

Gerdes N (1986) Der Sturz aus der normalen Wirklichkeit und die Suche nach Sinn. Ein wissenssoziologischer Beitrag zu Fragen der Krankheitsverarbeitung bei Krebskranken. In: Schmidt W (Hrsg) Jenseits der Normalität. Leben mit Krebs. Kaiser, München

Howe J (1989) Das Sterben als Gegenstand psychosozialer Altersforschung, 2. Aufl. Enke, Stuttgart

Käunicke A (1987) Als Seelsorger in einer Tumorklinik. In: Niederle N, Aulbert E (Hrsg) Der Krebskranke und sein Umfeld. Thieme, Stuttgart

Koch U, Schmeling C (1982) Betreuung von Schwer- und Todkranken. Urban & Schwarzenberg, München

Köhle K (1990) Die Wahrheit am Krankenbett. Dialektik ärztlicher Kommunikation mit Krebskranken. In: Alt D, Weiss G (Hrsg) Im Leben bleiben. Psychosoziale Aspekte der Nachsorge brustkrebskranker Frauen. Springer, Berlin Heidelberg New York Tokyo

Matzat J (1990) Schutz in der Selbsthilfegruppe. In: Aulbert E, Niederle N (Hrsg) Die Lebensqualität des chronisch Krebskranken. Thieme, Stuttgart

Miskotte KH (1964) Wenn die Götter schweigen. Vom Sinn des Alten Testaments. Kaiser, München

Olbricht I (1985) Verborgene Quellen der Weiblichkeit. Die Brust – das enteignete Organ. Kreuz-Verlag, Stuttgart

Reiner A (1979) Der Krebskranke und sein Begleiter. Dtsch Ärztebl 3:157–160

Schara J (1990) Was bedeutet Lebensqualität bei Krebs? In: Aulbert E, Niederle N (Hrsg) Die Lebensqualität des chronisch Krebskranken. Thieme, Stuttgart

Scheytt C (1987) Pastoraltheologische Aspekte in der Begleitung von Krebskranken (unveröffentl. Referat) 1987

Scheytt C (1990) Seelsorgerliche Stützung unheilbar Kranker. In: Aulbert E, Niederle N (Hrsg) Die Lebensqualität des chronisch Krebskranken. Thieme, Stuttgart

Schmidt W (1986) Jenseits der Normalität. Leben mit Krebs. Kaiser, München

Suritsch-Bauer G (1990) Lebensqualität aus der Sicht einer Betroffenen. In: Aulbert E, Niederle N (Hrsg) Die Lebensqualität des chronisch Krebskranken. Thieme, Stuttgart

Tausch A-M (1982) Krankheit, ein Weg zum Leben. Persönliche Erfahrungen von Schwerkranken und Angehörigen (unveröffentl. Vortrag)

Zink J (1987) Trauer hat heilende Kraft, 3. Aufl. Krenz, Stuttgart

Anschrift des Verfassers

Pfarrer Christoph Scheytt
Rosensteinweg 11
7900 Ulm